T. Wiegand, L. Froschauer, C. Lutz

TMS und EMS – Arbeitsbuch ***Medizinisch-naturwissenschaftliches Grundverständnis***

Tim Wiegand, Leon Froschauer, Constantin Lutz

TMS und EMS

Arbeitsbuch
Medizinisch-naturwissenschaftliches Grundverständnis

2. Auflage

ELSEVIER

Elsevier GmbH, Bernhard-Wicki-Str. 5, 80636 München, Deutschland
Wir freuen uns über Ihr Feedback und Ihre Anregungen an kundendienst@elsevier.com

ISBN 978-3-437-41282-0

2. Auflage 2024

Wichtiger Hinweis
Die medizinischen Wissenschaften unterliegen einem sehr schnellen Wissenszuwachs. Der stetige Wandel von Methoden, Wirkstoffen und Erkenntnissen ist allen an diesem Werk Beteiligten bewusst. Sowohl der Verlag als auch die Autorinnen und Autoren und alle, die an der Entstehung dieses Werkes beteiligt waren, haben große Sorgfalt darauf verwandt, dass die Angaben zu Methoden, Anweisungen, Produkten, Anwendungen oder Konzepten dem aktuellen Wissensstand zum Zeitpunkt der Fertigstellung des Werkes entsprechen.
Der Verlag kann jedoch keine Gewähr für Angaben zu Dosierung und Applikationsformen übernehmen. Es sollte stets eine unabhängige und sorgfältige Überprüfung von Diagnosen und Arzneimitteldosierungen sowie möglicher Kontraindikationen erfolgen. Jede Dosierung oder Applikation liegt in der Verantwortung der Anwenderin oder des Anwenders. Die Elsevier GmbH, die Autorinnen und Autoren und alle, die an der Entstehung des Werkes mitgewirkt haben, können keinerlei Haftung in Bezug auf jegliche Verletzung und/oder Schäden an Personen oder Eigentum, im Rahmen von Produkthaftung, Fahrlässigkeit oder anderweitig übernehmen.

Für die Vollständigkeit und Auswahl der aufgeführten Medikamente übernimmt der Verlag keine Gewähr.
Geschützte Warennamen (Warenzeichen) werden in der Regel besonders kenntlich gemacht (®). Aus dem Fehlen eines solchen Hinweises kann jedoch nicht automatisch geschlossen werden, dass es sich um einen freien Warennamen handelt.

Bibliografische Information der Deutschen Nationalbibliothek
Die Deutsche Nationalbibliothek verzeichnet diese Publikation in der Deutschen Nationalbibliografie; detaillierte bibliografische Daten sind im Internet über https://www.dnb.de abrufbar.

24 25 26 27 28 5 4 3 2 1

In ihren Veröffentlichungen verfolgt die Elsevier GmbH das Ziel, genderneutrale Formulierungen für Personengruppen zu verwenden. Um jedoch den Textfluss nicht zu stören sowie die gestalterische Freiheit nicht einzuschränken, wurden bisweilen Kompromisse eingegangen. Selbstverständlich sind **immer alle Geschlechter** gemeint.

Planung: Veronika Rojacher, München
Projektmanagement: Elisabeth Märtz, München
Redaktion und Herstellung: Hildegard Graf, Germering
Datenaufbereitung: abavo GmbH, Buchloe
Satz: STRAIVE, Puducherry/Indien
Druck und Bindung: Drukarnia Dimograf Sp. z o. o., Bielsko-Biała/Polen
Umschlaggestaltung: Stefan Hilden, HildenDesign.de; SpieszDesign, Neu-Ulm
Covermotiv: © HildenDesign unter Verwendung eines Motivs von Shutterstock.com/remotevfx.com

Aktuelle Informationen finden Sie im Internet unter **www.elsevier.de**

Inhaltsverzeichnis

Fehler gefunden?

An unsere Inhalte haben wir sehr hohe Ansprüche. Trotz aller Sorgfalt kann es jedoch passieren, dass sich ein Fehler einschleicht oder fachlich-inhaltliche Aktualisierungen notwendig geworden sind.

Sobald ein relevanter Fehler entdeckt wird, stellen wir eine Korrektur zur Verfügung.
Mit diesem QR-Code gelingt der schnelle Zugriff.

https://else4.de/978-3-437-41282-0

Wir sind dankbar für jeden Hinweis, der uns hilft, dieses Werk zu verbessern. Bitte richten Sie Ihre Anregungen, Lob und Kritik an folgende E-Mail-Adresse: kundendienst@elsevier.com

Die Aufgabengruppe *Medizinisch-naturwissenschaftliches Grundverständnis*

Dieses Arbeitsbuch beinhaltet Übungsaufgaben zur Aufgabengruppe *Medizinisch-naturwissenschaftliches Grundverständnis* für den TMS in Deutschland und den EMS in der Schweiz. Insgesamt 192 originalgetreue Übungsaufgaben in Form von acht kompletten Simulationen können in diesem Arbeitsbuch bearbeitet werden.

Die Aufgabengruppe *Medizinisch-naturwissenschaftliches Grundverständnis* ist ein Teilbereich des TMS/EMS, der sich gut üben lässt. Hierbei werden in erster Linie deine Auffassungsgabe, Umgang mit neuen medizinisch-naturwissenschaftlichen Inhalten und Merkfähigkeit abgeprüft.

Für *Medizinisch-naturwissenschaftliches Grundverständnis* hast du im TMS 60 Minuten Zeit, um 24 Aufgaben zu lösen. Im EMS hast du 50 Minuten Bearbeitungszeit für insgesamt 20 Aufgaben. Bei jeder Aufgabe sind die Antwortmöglichkeiten A, B, C, D und E gegeben, von denen jeweils immer nur **eine** Antwort korrekt ist. Da für falsche Antworten keine Punkte abgezogen werden, solltest du immer eine Antwortmöglichkeit ankreuzen – auch, wenn du dir unsicher bist.

Bei jeder Aufgabe wird dir ein kurzer Text zu einem medizinisch-naturwissenschaftlichen Thema präsentiert. Anschließend soll bewertet werden, welche Aussage basierend auf dem Text zutrifft. Alle Aufgaben können hierbei durch sorgfältiges Lesen der Texte beantwortet werden. Vorwissen ist *nicht* notwendig. Ein gewisses Verständnis bzw. eine Affinität für medizinisch-naturwissenschaftliche Sachverhalte sind aber durchaus hilfreich.

Es kann sinnvoll sein, sich zunächst die Fragen durchzulesen, bevor man mit dem Lesen des Textes beginnt. Dies hat den Vorteil, dass man sich beim Lesen des Textes auf relevante Informationen konzentrieren kann. Die präferierte Herangehensweise ist aber von Person zu Person unterschiedlich und sollte durch Üben und Ausprobieren erarbeitet werden.

Beim Lesen der Texte ist es besonders wichtig, Informationen zu strukturieren und Inhalte zu verknüpfen. Daher ist zu empfehlen, sich bereits während des Lesens wichtige Begriffe zu markieren und ggf. Notizen und Skizzen zu erstellen. Insbesondere ein Überblick zu Beziehungen und Abhängigkeiten lässt sich schnell graphisch aufbereiten. Sorgfältig sollte auch die genaue Formulierung der Antwortmöglichkeiten gelesen werden, da hier häufig versucht wird, dich auf die falsche Fährte zu locken.

In unserem Kursbuch gehen wir noch tiefer auf die Bearbeitungsstrategien der jeweiligen Aufgabentypen sowie auf den TMS und EMS im Allgemeinen ein. Für ein umfangreiches Verständnis lohnt es sich, unser Kursbuch genau durchzulesen.

Wir wünschen dir viel Spaß bei der Bearbeitung der Übungsaufgaben, hohe Resilienz, langes Durchhaltevermögen und natürlich viel Erfolg beim Test!

HIER GEHT'S ZUM STRATEGIEVIDEO

Dieses Arbeitsbuch bietet auch ein Video mit einem Überblick über die Aufgabengruppe, Bearbeitungsstrategien und Beispielen – bequem zu erreichen über diesen QR-Code:

https://else4.de/sr1

TMS-ERFAHRUNGSBERICHTE

Wir haben einige interessante Erfahrungsberichte zum TMS gesammelt. Hier erfährst du, wie es anderen in deiner Situation ergangen ist, denn dein Traum vom Studienplatz soll Wirklichkeit werden – und hier liest du, wie das funktionieren kann!

Prozentrang 100, das hat der Autor der Simulation, Christian Plumeyer, geschafft:

https://else4.de/vk9

Noch vor dem Studium in die Forschung? Das hat Tim Wiegand, Autor des Kompendiums, erlebt:

https://else4.de/94q

Gute Struktur und Organisation – die Schlüssel zum TMS-Erfolg:

https://else4.de/5gw

4 Schritte zum TMS:

https://else4.de/lgk

Weitere informative und motivierende Blogbeiträge von TMS-Teilnehmerinnen und -Teilnehmern findest du fortlaufend hier:

https://else4.de/oux

Berichte auch du von deinen Erfahrungen !

Wir freuen uns über jeden Hinweis, jede kreative Idee und natürlich auf dich! Wir wären sehr dankbar, wenn du dir fünf Minuten Zeit nehmen würdest, um an dieser kleinen Umfrage teilzunehmen. Wenn du zukünftig Interesse hast an einer Zusammenarbeit, geht's ebenso hier lang:

https://else4.de/8gs

KAPITEL

1 Aufgaben

TMS 24 Aufgaben, 60 Minuten
EMS 20 Aufgaben, 50 Minuten

Übungsset 1

Beantworten Sie die Fragen zu folgenden medizinisch-naturwissenschaftlichen Texten. (TMS: 60 Min. für 24 Aufgaben, EMS: 50 Min. für 20 Aufgaben)

1. Zu den Haupterkrankungen der Neurotraumatologie zählt das Schädel-Hirn-Trauma (traumatic brain injury, TBI). Gelangt ein Patient nach einem Verkehrsunfall ins Krankenhaus, wird versucht, über die sog. Glasgow-Coma-Scale (GCS) den Schweregrad der Schädel-Hirn-Verletzungen abzuschätzen. Die milde Variante des Schädel-Hirn-Traumas (mild TBI) – im Volksmund häufig nur „Gehirnerschütterung" – geht dabei mit akutem Gedächtnisverlust, Schwindel und Übelkeit einher. Rund 20 % leiden an persistierenden Symptomen. Ein Team aus Wissenschaftlern in München und Boston fand heraus, dass auch repetitive, aber akut asymptomatische Krafteinwirkungen auf Schädel und Gehirn, wie beispielsweise beim Boxen oder American Football langfristig zu ähnlichen Symptomen führen können.

   Welche Aussage kann aus dem Text abgeleitet werden?

   A) Beim Boxen kann es langfristig zu milden Schädel-Hirn-Traumen kommen.
   B) Schwindel gehört zu den klassischen Symptomen einer Gehirnerschütterung.
   C) Durchschnittlich rund 20 % der Boxer und American-Football-Spieler leiden an Symptomen wie Gedächtnisverlust, Schwindel oder Übelkeit.
   D) Beschriebene Forschungsergebnisse wurden parallel und unabhängig voneinander in München und Boston erzielt.
   E) Schädel-Hirn-Traumen wurden in Glasgow zum ersten Mal beschrieben.

2. Die Trisomie 21 ist mit einer Inzidenz von 1 : 600 Lebendgeborenen die häufigste autosomale Chromosomenabberation des Menschen. Das Risiko steigt mit dem Alter der Mutter bei der Konzeption. Zu den klinischen Symptomen gehören Intelligenzminderung und typische morphologische Erscheinungsbilder wie Brachycephalus, Epikanthus, Fazies mit flachem Gesicht, kleine Mundhöhle mit oft offenstehendem Mund und vergrößerter vorstehender Zunge, Kleinwuchs und muskuläre Hypotonie. Hände und Füße sind meist auffällig klein, die Finger verkürzt. Häufig treten Herzfehler auf. Auch Stenosen und Atresien des Magen-Darm-Trakts werden mit der Trisomie 21 assoziiert. Erkrankte sind zudem anfälliger für Infekte und Leukämie.

   Welche Aussage kann aus dem Text abgeleitet werden?

   A) Inzidenz bezeichnet die Anzahl an Personen, die derzeit an einer Krankheit leiden.
   B) Die Symptome einer Trisomie 21 verstärken sich mit zunehmendem Alter.
   C) Personen mit Trisomie 21 erkranken im Allgemeinen häufiger an Leukämie.
   D) Das Alter des Vaters ist für die Wahrscheinlichkeit des Auftretens einer Trisomie 21 irrelevant.
   E) Muskuläre Hypertrophie gehört zum Symptombild der Trisomie 21.

3. Die Milz ist eine in das Blutsystem eingebaute Filterstation für rote Blutkörperchen (Erythrozyten). Erythrozyten, die aufgrund zu hohen Alters nicht mehr ausreichend verformbar sind, um in die Sinusoide der roten Milzpulpa zu gelangen, werden von Makrophagen gefressen. Gelangen Keime über das Blut in die Milz, differenziert sich ein Teil von ihr zu einem sekundären lymphatischen Organ. Um die periarterielle Lymphozytenscheide (PALS) der Milz lagern sich dann aus Abwehrzellen bestehende Lymphfollikel an. Da ein Großteil der Erreger über das Lymphsystem abtransportiert wird und nicht über das Blut, zeichnet sich die gesunde juvenile Milz durch Abwesenheit der Lymphfollikel aus. Erst nach Erregerkontakt bildet sich die weiße Milzpulpa (d. h. lymphatisches Gewebe) aus.

   Welche Aussage kann aus dem Text abgeleitet werden?

   A) Die Milz ist ein überlebenswichtiges lymphatisches Organ.
   B) In der Milz werden rote Blutkörperchen gebildet.
   C) In den Lymphfollikeln finden sich Abwehrzellen.
   D) Gealterte weiße Blutkörperchen werden in der Milz abgebaut.
   E) Die Milz verfügt über zahlreiche Granulozyten.

4. Die Muskulatur ist auf ATP angewiesen; einerseits um ihre Mikrostruktur und ihre Ionengradienten aufrecht erhalten zu können, andererseits um eine Kontraktion der Myofilamente Aktin und Myosin zu ermöglichen. Bei der Kontraktion wird ATP benötigt, um die Myofilamente wieder voneinander zu lösen. ATP wird hierzu vom Skelettmuskel hauptsächlich über Glycolyse und β-Oxydation von Fettsäuren und den anschließenden Schritten des Citratzyklus bzw. der Atmungskette gewonnen. Bei akutem Energiebedarf, der die Sauerstoffversorgung übertrifft, kann das ATP auch anaerob gewonnen werden. Hierbei bildet sich jedoch Milchsäure, die den Muskel bei länger anhaltender Belastung an eine Schmerzgrenze bringt. Das Kontraktionsverhalten und der Energiebedarf unterscheiden sich bei Skelettmuskulatur (rot und weiß), Kardiomyozyten und glatter Muskulatur.

   Welche der folgenden Aussagen lässt sich oder lassen sich aus den Inhalten des Textes ableiten?

   I. ATP wird in der β-Oxidation verbraucht.
   II. ATP kann auch sauerstoffunabhängig gewonnen werden.
   III. Die Kardiomyozyten des Herzens sind resistent gegen Milchsäure.
   IV. Aus Proteinen kann kein ATP gewonnen werden.

   A) Nur Aussage I.
   B) Nur Aussage II.
   C) Aussagen I und III.
   D) Aussagen II und IV.
   E) Aussagen II und III.

5. Aus dem linken Ventrikel geht die Aorta, die Hauptschlagader, hervor, die zunächst als Aorta ascendens wenige Zentimeter nach kranial verläuft, um schließlich über den Aortenbogen in den deszendierenden Teil zu münden. Dieser verläuft durch den gesamten Bauchraum, um sich im Pelvis schließlich in die beiden Arteriae iliacae communis aufzuzweigen. Während die Arteria iliaca interna im Bauchraum verbleibt, läuft die Arteria iliaca externa in das Bein und wird sogleich zur Arteria femoralis. Ähnlich der Arteria brachialis spaltet sich zunächst eine Arteria profunda femoris ab, bevor die Arteria femoralis in der Kniekehle zur Arteria poplitea wird und über die Arteriae tibiales und peronea bis in den Fuß reicht.

   Welche Aussage kann aus dem Text abgeleitet werden?

   A) Die Aorta führt arterielles Blut.
   B) Die Arteria brachialis mündet in die Arteria profunda femoris.
   C) Die Aorta entspringt dem linken Vorhof.
   D) In der Aorta fließt Blut aus dem Pelvis in den linken Ventrikel.
   E) Die Arteria iliaca communis spaltet sich in die Arteria iliaca intima und Arteria iliaca externa.

6. Die embryonalen Anlagen des Gehirns sind ab der 5. Schwangerschaftswoche von einer Mesenchymverdichtung umgeben, der Meninx primitiva. Sie entwickelt sich schließlich zu den drei Hirnhäuten: der Dura mater, der Arachnoidea und der Pia mater. Außerdem liefert die Meninx primitiva die Vorknorpelzellen für das Chondrokranium und Osteoblasten für das Desmokranium. Beim Chondrokranium handelt es sich um den knorpelig vorgebildeten Teil des Schädels, der nach Verknöcherung die Schädelbasis bildet. Das Desmokranium ist der mesenchymal angelegte Teil, der nach unmittelbarer Verknöcherung das Schädeldach und das Viszerokranium bildet. Gemischter Herkunft sind der Großteil des Felsen- und Hinterhauptbeins, die sowohl chondral als auch desmal angelegt sind.

   Welche Aussage kann aus dem Text abgeleitet werden?

   A) Die Hirnhäute und das Desmokranium sind unterschiedlicher embryologischer Herkunft.
   B) Die Pia mater liegt unterhalb des Desmokraniums.
   C) Der Mensch verfügt über zwei Hirnhäute, die Dura mater und die Pia mater.
   D) Der Schädel ist nicht von Anfang an knöchern.
   E) Das Chondrokranium ist stabiler als das Viszerokranium.

7. Flagellen (Bakteriengeißeln) sind extrazelluläre Strukturen und kommen bei den meisten beweglichen Bakterien vor. Durch ihren rotierenden Schlag dienen sie der Motilität. Bakterien können bis zu 20 von ihnen besitzen, die je nach Art 15–20 Mikrometer lang und 15–20 Nanometer dick sind. Lichtmikroskopisch sind sie erst nach einer speziellen Flagellenfärbung sichtbar. Hinsichtlich Funktion und Morphologie unterscheidet man das helikal gewundene Filament, den Haken als Verbindungsstück zwischen Filament und Basalkörper sowie den Basalkörper, den Motorkomplex der Flagellen. Verfügt ein Bakterium über Flagellen, können diese in verschiedener Anzahl vorkommen und an einer Seite oder rings um die Zelle verteilt sein.

   Welche der folgenden Aussagen lässt sich oder lassen sich aus den Inhalten des Textes ableiten?

   I. In der Regel sind Flagellen rund 1500–2000 Nanometer lang.
   II. Es gibt helikal gewundene und hakenförmige Filamente.
   III. Flagellen dienen der Fortbewegung.
   IV. Flagellenfarbstoffe färben nur die Flagellen.

   A) Keine der Aussagen.
   B) Nur Aussage III.
   C) Aussagen II und IV.
   D) Nur Aussage IV.
   E) Aussagen I und III.

8. Die Entwicklung der Zunge beginnt in der 4. Woche mit einer Proliferation von Mesenchym und Ektoderm auf dem Boden der Mundhöhle. Aus dem Mandibularbogen sprossen zwei paarige seitliche Zungenwülste (Tubercula lingualia lateralia) und dahinter das Tuberculum impar aus, die zu den vorderen zwei Dritteln der Zunge verschmelzen. Hinter dem Tuberculum impar senkt sich zunächst ein Epithelspross nach kaudal ab, der als Ductus thyroglossus zur Schilddrüsenanlage wird und als später überbleibendes Foramen caecum imponiert. Das Verbindungsstück der anschließenden Schlundbögen wächst zur Zungenwurzel heran. Die komplexe Entwicklung der Zunge erklärt ihre komplexe Innervation – sowohl gustatorisch als auch parasympathisch.

   Welche Aussage kann aus dem Text abgeleitet werden?

   A) Die Tubercula lingualia lateralia gehen aus dem Mandibularbogen hervor.
   B) Die Tubercula lingualia lateralia bilden die hinteren zwei Drittel der Zunge.
   C) Aus den Schlundbögen entwickelt sich der Großteil des Kehlkopfes.
   D) Die Zunge wird durch zwei Nerven innerviert.
   E) Die Schilddrüsenanlage wandert vom Hals durch das Foramen caecum zu den Schlundbögen.

9. Ziel des Virus ist es, genetisches Material in die Wirtszelle einzuschleusen, um seine Vermehrung zu garantieren. Zunächst muss das Virus hierzu an die Oberfläche der Wirtszelle mittels Oberflächenrezeptoren andocken (Adsorption). Erst dann kann es in die Zelle eindringen. Das Erbgut des Virus kann auf unterschiedliche Weise in die Wirtszelle gelangen. Eine Möglichkeit ist die Endozytose. Unbehüllte Viren werden dabei vollständig und samt Capsid von der Wirtsmembran umschlossen und so aufgenommen. Bei behüllten Viren kann die Endozytose auf zwei Weisen stattfinden: 1. Die Virushülle fusioniert mit der Wirtsmembran und das Erbgut wird ins Innere der Zelle abgegeben. 2. Das Virus wird bei der Endozytose von der Wirtsmembran umschlossen. Erst im Inneren der Zelle fusioniert die Membran mit der Virushülle und das Erbgut wird abgegeben.

   Welche der folgenden Aussagen lässt sich oder lassen sich aus den Inhalten des Textes ableiten?

   I. Der Text unterscheidet zwei Mechanismen viraler Endozytose.
   II. Ohne Adsorption erfolgt keine Endozytose der Viren.
   III. Behüllte Viren besitzen ein Capsid als Hülle.
   IV. Es wird nicht immer das gesamte Virus in die Wirtszelle aufgenommen.

   A) Aussagen I, II und IV.
   B) Aussagen I, II und III.
   C) Aussagen I und II.
   D) Aussagen III und IV.
   E) Jede der Aussagen.

10. Als Telomere bezeichnet man die Enden der menschlichen Chromosomen. Sie codieren nicht für Proteine, sondern schützen die Chromosomen lediglich vor dem Verlust von Strukturgenen. Mit jeder Zellteilung nimmt die Länge der Telomere ab, was bedeutet, dass somatische Zellen nur eine limitierte Lebensspanne besitzen. Strukturell bestehen die Telomere aus einigen Tausend Basenpaaren, die bei Menschen aus sechs Nukleotiden zusammengesetzt sein kann. Die Telomerase ist eine Sonderform der DNA-Polymerase mit eigene RNA-Matrize, die die Telomere aktiv verlängern kann. Sie kommt in sich häufig teilenden Zellen vor und damit auch im Großteil der Tumorzellen. Durch ihre Telomer-elongierende Wirkung ist sie eine reverse Transkriptase. Wie jüngste Studien bestätigten, kann kontinuierliches Ausdauertraining dem Abbau der Telomere entgegenwirken und somit das Lebensalter aktiv erhöhen.

    Welche der folgenden Aussagen lässt sich oder lassen sich aus den Inhalten des Textes ableiten?

    I. Der Alterungsprozess ist u. a. durch den Abbau der Telomere definiert.
    II. Bei Telomeren handelt es sich um reverse Transkriptasen.
    III. Ausdauertraining kehrt den Alterungsprozess in gewissem Maße um.
    IV. Polymerasen können DNA aufbauen.

    A) Aussagen I und IV.
    B) Aussagen I und II.
    C) Aussagen I und III.
    D) Aussagen II, III und IV.
    E) Jede der Aussagen.

11. Makroskopisch lässt sich der Uterus in den Corpus, den Isthmus und den Cervix unterteilen. Seine Wand lässt sich in drei Schichten unterteilen: Das Endometrium (Tunica mucosa), das Myometrium (Tunica muscularis) und das Perimetrium (Tunica serosa und Tela subserosa). Für die Einnistung der befruchteten Eizelle ist vor allem das Endometrium entscheidend. Da die Einnistung einen Anstieg der Körpertemperatur um ca. 1 °C bedingt, unterliegt die Uterusschleimhaut einem Zyklus, der mit einem Absinken der Körpertemperatur einhergeht. Dies spart Energie, anstatt die Frau dauerhaft in Empfängnisbereitschaft zu halten. Der Uterus-Zyklus gliedert sich dabei in Desquamation, Proliferationsphase und Sekretionsphase mit nidativem Fenster. Zusammen benötigen die drei Phasen 28 Tage, was der Dauer des Menstruationszyklus entspricht.

    Welche Aussage kann aus dem Text abgeleitet werden?

    A) Durch die zyklusbedingte Reduktion der Körpertemperatur kann Energie gespart werden.
    B) Die Körpertemperatur ist zyklusunabhängig.
    C) Die Einnistung der befruchteten Eizelle (Nidation) erfolgt in der Proliferationsphase des weiblichen Zyklus.
    D) Bei der Menstruation wird das Endometrium ausgeschwämmt.
    E) Die Tela subserosa ist die äußerste Schicht des Uterus.

12. Funktionell bedeutsam ist die Mundhöhle, da sie den Eingangsbereich der Speise- und Atemwege darstellt. Speise und Luft werden dort einer sensorischen Kontrolle unterzogen, die Nahrung zerkleinert, eingespeichelt und zum Schlucken portioniert. Auch aus pathologischer Sicht ist die Mundhöhle bedeutsam, da sich in ihr häufig Symptome niederschlagen. Zu nennen wäre die sog. Himbeerzunge bei Scharlach, weiße Belege bei Pilzerkrankungen, Geschwüre bei Virusinfektionen oder Karzinomen sowie Verfärbungen des Zahnfleischs bei Metallvergiftungen. Auch können sich in der Mundhöhle Anzeichen für Bulimie manifestieren.

    Welche Aussage kann aus dem Text abgeleitet werden?

    A) Der Speichel enthält erste Verdauungsenzyme.
    B) Scharlach ist eine Infektion der Zunge.
    C) Bei Metallvergiftungen kommt es häufig zu Geschwüren im Mundraum.
    D) Die Pathologie befasst sich u. a. mit Symptomen.
    E) Symptome von Scharlach schlagen sich am Zahnfleisch nieder.

13. Die Zunge ist von unzähligen sensorischen Knospen (sog. Papillen) besetzt. Hierbei handelt es sich um spezialisiertes Epithel und Sinneszellen, die zur Mechano- und Geschmacksrezeption fähig sind. Unterscheiden lassen sich vier Arten von Papillen: Die Fadenpapillen sind über den gesamten Zungenrücken verteilt. Sie sind schlank, durch apikale Teilverhornungen (sog. Parakeratinisierungen) gekennzeichnet und vor allem für Mechanorezeption und Zerkleinerung der Nahrung zuständig. Die pilzförmigen Papillen finden sich an den Seiten und der Spitze der Zunge. Sie sind nur schwach verhornt und dienen als Geschmacks-, Mechano- und Thermorezeptoren. Reine Geschmacksfunktion haben die Blatt- und Wallpapillen. Erstere sitzen am hinteren Seitenrand der Zunge, die Wallpapillen in einer Reihe vor dem Sulcus terminalis. Beide besitzen Von-Ebner-Spüldrüsen, um die Rezeptoren von Speiseresten zu befreien.

    Welche Aussage kann aus dem Text abgeleitet werden?

    A) Blattpapillen besitzen apikale Parakeratinisierungen.
    B) Die Von-Eben-Spüldrüsen befreien die Geschmacksrezeptoren von Speiseresten.
    C) Papillen sind für die Geschmacksrezeption und die Mechanorezeption, nicht aber für die Thermorezeption zuständig.
    D) Man unterscheidet fünf Arten von Papillen.
    E) Pilzförmige sensorische Knospen befinden sich seitlich und vorne an der Zunge.

14. Die Hoden werden im Laufe der Fetalzeit aus der Bauchhöhle ausgelagert. Hierzu steigen sie entlang dem Processus vaginalis peritonei durch den Leistenkanal ins Skrotum herab (Deszensus). Begründet ist dieser Vorgang durch die Tatsache, dass die normale Hodenentwicklung sowie die spätere Spermatogenese in den Tubuli seminiferi eine Temperatur von 34–35 °C (statt den üblichen 37 °C Körpertemperatur) voraussetzen. Bei chronischem Hodenhochstand wird häufig der im Funiculus spermaticus sitzende Musculus cremaster (Namensgeber für den Cremaster-Reflex) durchtrennt. Ein unvollständiger Deszensus führt andernfalls zur Störung der Keimzellentwicklung bis hin zur Unfruchtbarkeit sowie zur Atrophie der Hodenstränge. Derartige Fehlentwicklungen gehen im Regelfall mit einer erhöhen Gefahr maligner Tumore (z. B. Seminom) einher.

    Welche Aussage kann aus dem Text abgeleitet werden?

    A) Die Spermatogenese erfordert eine erhöhte Körpertemperatur.
    B) Der Musculus cremaster umgibt den Funiculus spermaticus.
    C) Das Skrotum befindet sich noch in der Bauchhöhle.
    D) Atrophie der Hodenstränge erhöht das Risiko von Seminomen.
    E) Reflexe beschreiben die Funktionsweise von Muskeln.

15. Die PAS-Färbung (Periodic Acid-Schiff-Färbung) eignet sich in der Histologie vor allem zur Darstellung von Polysacchariden wie Glykogen, Glykoproteinen, Glykolipiden oder Muzinen. Makromoleküle, die über eine ausreichende Anzahl an Kohlenhydratresten mit benachbarten 1,2-Glykolgruppen verfügen, reagieren positiv auf PAS und werden gefärbt. Die Silberimprägnation nach Gomori erlaubt eine ähnliche histochemische Nachweisreaktion wie PAS. Die durch Oxidation entstehenden Aldehydgruppen reduzieren Silber-Ionen zu schwarz ausfallendem metallischem Silber. Beide Methoden eigenen sich für die Färbung von retikulären Fasern und Basalmembranen aufgrund ihrer assoziierten Glykoproteine.

    Welche Aussage kann aus dem Text abgeleitet werden?

    A) Die Histologie ist ein Teilgebiet der Biochemie.
    B) Das PAS-Farbstoff enthält verschiedene Zucker.
    C) Aldehydgruppen können Silber-Ionen reduzieren.
    D) Retikuläre Fasern werden besonders gut mit der Golgi-Färbung sichtbar gemacht.
    E) Polysaccharide können 1,2-Glykolgruppen enthalten.

16. Das menschliche Gebiss zeichnet sich vor allem durch drei Charakteristika aus: Heterodontie (unterschiedliche Form der Zähne), Thekodontie (Verankerung als Gomophosen in den Kieferknochen) und Diphydontie (zwei Generationen von Zähnen: Dentes decidui und permanentes). Kinder verfügen über 20 Zähne, Erwachsene über 32. Hinzu kommen nach dem Zahnwechsel 4-mal 2 Prämolaren sowie 4-mal ein Molar. Letztere werden auch Weisheitszähne (Dentes serotini) genannt. Der erste Zahn des Milchgebisses ist der mediale Schneidezahn, der im 6. Lebensmonat zutage tritt. Der erste Zahn des bleibenden Gebisses ist der 1. Molar im 6. Lebensjahr. Beim Aufbau der Zähne unterscheidet man dabei in der Regel Zahnkrone, außerhalb des Zahnfleischs, den Zahnhals zwischen Fleisch und Knochenverankerung und Zahnwurzel, die in den Alveolarfortsätzen von Unter- und Oberkiefer steckt.

    Welche Aussage kann aus dem Text abgeleitet werden?

    A) Heterodontie bezeichnet die unterschiedlichen Generationen der Zähne.
    B) Kinder verfügen bereits über die Anlagen für Weisheitszähne.
    C) Erwachsene und Kinder verfügen über eine gleiche Anzahl an Schneidezähnen.
    D) Alveolarfortsätze findet man nur am Unterkiefer.
    E) Die ersten Zähne bekommen Kinder etwa im 4. Lebensmonat.

17. Die Zelle gilt als kleinste Bau- und Funktionseinheit lebender Organismen. Man unterscheidet hierbei Eukaryoten von Prokaryoten. Letztere Bezeichnung gilt für kernlose Einzeller wie Bakterien, Blaualgen oder Archaebakterien. Eukaryoten sind hingegen in der Regel zu mehrzelligen Verbänden zusammengeschlossen. Ausnahmen bilden die Protozoen. Eukaryoten sind ca. 100- bis 10.000-fach größer als Prokaryoten und weisen eine komplexe Organisation auf. Sie verfügen über einen Zellkern, indem sich die DNA in Form von Chromosomen befindet. Er ist auch der Ort der Replikation und Transkription. Eukaryoten sind durch eine Plasmamembran von der unorganisierten Außenwelt abgegrenzt und besitzen nur im Fall von Pflanzenzellen eine Zellwand. Auch intrazellulär dienen Lipidbilayer zur Abgrenzung separater Reaktionsräume wie dem glatten und rauen endoplasmatische Retikulum, dem Golgi-Apparat, Lysosomen, Peroxisomen und Mitochondrien, die diesbezüglich eine Sonderrolle einnehmen. Ihre funktionelle Organisation und Herkunft wird in der sog. Endosymbiontentheorie erklärt.

    Welche Aussage kann aus dem Text abgeleitet werden?

    A) Archaebakterien zählen zu den Eukaryoten.
    B) Protozoen sind Mehrzeller.
    C) Prokaryoten verfügen über keinen Zellkern.
    D) Die Transkription findet bei Eukaryoten im Cytoplasma statt.
    E) Zellmembranen bestehen nur aus Fetten (Lipiden).

18. Kernporen steuern den Stofftransport zwischen Zytosol und Nukleoplasma (sog. nukleozytoplasmatischer Transport). Der aktive Transport von größeren Proteinen (größer als 40 kDa, z. B. Nukleoplasmine) und RNA wird durch die löslichen Importine und Exportine vermittelt. Dabei ist auch das sog. Rau-Protein beteiligt. Es handelt sich hierbei um ein kleines G-Protein, das mit einem Importin und dem zu transportierenden Protein einen Komplex bildet, der anschließen freigesetzt werden kann.

    Gelangen die zu translatierende RNA ins Zytoplasma, kann sie an Ribosomen in Proteine übersetzt werden. Diese Ribosomen finden sich entweder am rauen endoplasmatischen Retikulum (ER), frei im Plasma oder aggregiert zu Polyribosomen. Zytosolische Proteine (wie z. B. Tubulin) werden an freien Ribosomen synthetisiert. Sekretorische und Membranproteine werden am rauen ER gebildet.

    Welche Aussage kann aus dem Text abgeleitet werden?

    A) Bei Importin handelt es sich um ein kleines G-Protein.
    B) Das sog. Rau-Protein interagiert mit Exportinen.
    C) Importine und Exportine werden an Ribosomen abgebaut.
    D) kDa ist eine Einheit für die Größe von Kohlenhydraten.
    E) Es existieren unterschiedliche innerzelluläre Produktionsstätten für Proteine.

19. Genetisch bedingte Defekte im Bewegungsapparat der Kinozilien betreffen häufig die Struktur und Funktionsweise des Motorproteins Dynein. Sie können dadurch zu einer unzureichender Eigenbeweglichkeit der Zilien führen. In Folge der entsprechenden Krankheitsbilder wie der primären Ziliendyskinese oder dem Kartagener-Syndrom kann es zu chronischen Infektionen der Nasennebenhöhlen und Atemwege kommen, da eine effektive Reinigung dieser ausbleibt. Beim Mann kann sich aufgrund fehlender Motilität der Spermien Unfruchtbarkeit einstellen. Zum Vollbild des Kartagener-Syndroms gehört außerdem ein Situs inversus, der vermutlich auf eine mangelnde Beweglichkeit der entstehenden Chorda dorsalis zurückzuführen ist. Zilophathien verkörpern ebenfalls erbliche Erkrankungen, die auf molekularen Fehlern von Primärzilien beruhen. Infolge können sich zahlreiche Entwicklungsstörungen wie polyzystische Nierenerkrankung oder eine Zystenleber manifestieren.

    Welche Aussage kann aus dem Text abgeleitet werden?

    A) Der Situs inversus entsteht infolge eingeschränkter Spermienmotilität.
    B) Der Gegenspieler des Motorproteins Dynein ist Kinesin.
    C) Impotenz kann ein Symptom des Kartagener-Syndroms sein.
    D) Die Chorda dorsalis bildet später Teile männlichen Geschlechtsapparats.
    E) Zilopathien sind nicht genetisch bedingt.

20. Kommt es stressbedingt zu einer Hyperventilation wird zu viel CO_2 abgeatmet, wodurch die CO_2-Konzentration im Blut sinkt. Nach le Chatelier verschiebt sich das Gleichgewicht der Gasgleichung folglich nach links: H_3O^+ wird verbraucht, um mit HCO_3^- CO_2 nachzubilden. Dabei sinkt der Blut-pH und es kommt zu einer Alkalose. Umgekehrt kann eine krankhafte Verlangsamung der Atmung durch den Anstieg von CO_2 zu einer Ansäuerung des Blutes, also einer Azidose führen. Liegt die Ursache in der Lunge, spricht man von respiratorischer Alkalose bzw. Azidose, bei einer veränderten HCO_3^--Ausscheidung in der Niere von einer metabolischen Alkalose/Azidose. Beide Fälle können tödlich sein, da die Enzyme des Menschen auf einen weitgehend konstanten pH-Wert angewiesen sind.

    Welche der folgenden Aussagen lässt sich oder lassen sich aus den Inhalten des Textes ableiten?

    I. Im Allgemeinen gilt: Zu viel CO_2 im Blut führt zu einer Azidose.
    II. HCO_3^- kann den pH-Wert des Blutes beeinflussen.
    III. Sowohl die Lunge als auch die Leber können den pH-Wert des Blutes beeinflussen.
    IV. Geht man davon aus, dass es sich bei Hypoventilation um das Gegenteil von Hyperventilation handelt, folgt aus ersterer am ehesten eine Verschiebung des Blut-pH in Richtung des sauren Bereichs.

    A) Jede der Aussagen.
    B) Aussagen I, II und III.
    C) Aussagen I, II und IV.
    D) Aussagen II, III und IV.
    E) Aussagen I und III.

21. Unsere Augenlider schützen den Augapfel (Bulbus oculi) vor dem Austrocknen, vor Fremdkörpern und verkörpern ein unvollständiges Blendensystem. Dabei wird der Bulbus immer von der Tränenflüssigkeit feucht gehalten, die sich aus drei Schichten zusammensetzt. Die innerste, muzinreiche Schicht wird von den Becherzellen der inneren Lidbindehaut (Konjunktiva) produziert. Für die mittlere Schicht ist die Tränendrüse (Glandula lacrimalis) zuständig, deren seröse Drüsentubuli ein wässriges Sekret produzieren. Die äußere Schicht ist schließlich lipidreich und wird von den Meibom-Drüsen (Glandulae tarsales) gebildet. Diese Schichtenfolge aus unterschiedlicher Zusammensetzung soll den Bulbus optimal vor Trockenheit schützen.

    Welche Aussage kann aus dem Text abgeleitet werden?

    A) Becherzellen produzieren seröse Flüssigkeit.
    B) Die Tränenflüssigkeit besteht u. a. aus Muzinen, Wasser und Lipiden.
    C) Der Bulbus besteht aus drei Schichten.
    D) Die Meibom-Drüsen (Glandulae lacrimales) produzieren die lipidreiche Schicht der Tränenflüssigkeit.
    E) Die Meibom-Drüsen befinden sich auf dem Bulbus oculi.

22. Alkane sind Verbindungen aus Kohlenstoff und Wasserstoff, welche nur C-C-Einfachbindungen enthalten. Im Allgemeinen sind Alkane sehr reaktionsträge. Unter Energiezufuhr, z. B. durch UV-Bestrahlung oder durch Erhitzen, können sie jedoch mit Halogenen zur Reaktion gebracht werden. Es entstehen sog. Halogenalkane, die natürlicherweise nicht im menschlichen Körper vorkommen. Wichtige Halogenalkane sind z. B. Chloroform, ein Lösungsmittel, welches früher als Narkosemittel eingesetzt wurde. Fluorchlorkohlenwasserstoffe werden als Treib- und Kühlmittel eingesetzt. Bei der Bildung von Halogenalkanen werden Wasserstoffatome durch ein Halogenatom ersetzt. Es handelt sich um eine radikalische Substitution. Hierbei handelt es sich um einen Reaktionsmechanismus der organischen Chemie, bei dem an einem sp^3-substituierten Kohlenstoffatom ein Wasserstoffatom ersetzt wird, häufig durch Halogen- oder Sauerstoff-Atome. Die Reaktion verläuft als Radikalkettenreaktion über drei Reaktionsschritte.

    Welche der folgenden Aussagen lässt sich oder lassen sich aus den Inhalten des Textes ableiten?

    I. Kohlenwasserstoffe, die u. a. aus C-C-Einfachbindungen bestehen, sind reaktionsträge.
    II. Bei der radikalischen Substitution ist Kohlenstoff sp^3-substituiert.
    III. Mit Chloroform kann man Menschen einschläfern und Substanzen kühlen.
    IV. Chloroform kommt auch im menschlichen Körper vor.

    A) Aussagen I und II.
    B) Nur Aussage II.
    C) Aussagen I und III.
    D) Aussagen II und IV.
    E) Aussagen II, III und IV.

23. Die äußere Nase besteht aus den Nasenknorpeln. Zu ihnen gehören der Cartilago alaris major (großer Flügel-Knorpel) und die Cartilagines alares minores (kleine Flügel-Knorpel) in den Nasenflügeln, die von Haut überzogen sind. Der Cartilago septi nasi (Knorpel des Nasen-Septums) bildet den knorpeligen Anteil der Nasenscheidewand, an das sich nach innen hin der Vomer (Pflugscharbein) und die Lamina perpendicularis des Os ethmoidale (Siebbein) anschließen. Durch Abweichen des Nasensemptums kann eine Nasenhöhle so stark eingeengt sein, dass es zu nasalen Atembeschwerden kommt. Eine Behinderung der Luftzirkulation kann wiederum zu chronischen Sinusitiden (Entzündung der Nasennebenhöhlen) führen. Während akute Schleimhautschwellungen der Nase bzw. der Nasennebenhöhlen mit α-agonistischen Nasensprays behandelt werden können, werden bei chronischen Schwellungen Glucocorticoide verwendet.

    Welche Aussage kann aus dem Text abgeleitet werden?

    A) Bei Abweichungen des Nasenseptums kann es zu verstärkter Atmung durch den Mund kommen.
    B) Die großen und kleinen Flügel-Knorpel sind direkt miteinander verbunden.
    C) Die innere Nase enthält keine Knorpel.
    D) Das Nasenseptum bzw. die Nasenscheidewand ist überwiegend knorpelig.
    E) Das Vomer ist ein Knorpel.

24. Der Nervus facialis, der siebte Hirnnerv, zeichnet sich durch einen komplexen Verlauf aus. Er entspringt am Übergang von Pons und Medulla oblongata im Kleinhirnbrückenwinkel und verläuft schließlich durch den Porus acusticus internus in den Canalis nervi facialis. Den Porus durchtritt er zusammen mit dem Nervus vestibulocochlearis, der jedoch zum Innenohr läuft. Innerhalb des Canalis nervi facialis spaltet sich zunächst der Nervus petrosus major ab, der durch den Hiatus canalis nervi petrosi majoris zurück ins Cranium führt. Im Anschluss spaltet sich der Nervus stapedius ab, der im Felsenbein bleibt und den gleichnamigen Muskel innerviert. Als dritter großer Ast geht die Chorda tympani vom Nervus facialis ab. Sie läuft durch den Cananiculus tympanicus durch die Paukenhöhle und durch die Fissura petrotympanica wieder aus dem Schädel heraus. Der Rest des Nervus facialis gelangt durch das Foramen stylomastoideum nach außerhalb und innerviert die mimische Muskulatur motorisch. Periphere Läsionen des Nervus facialis sind u. a. idiopathisch bedingt oder auch durch Herpes zoster (Zoster oticus), das Guillain-Barré-Syndrom oder die Borreliose.

Welche Aussage kann aus dem Text abgeleitet werden?

A) Der Nervus facialis verläuft zum Innenohr.
B) Das Foramen stylomastoideum wird vom Nervus petrosus major durchquert.
C) Die Fissura petrotympanica bezeichnet einen Nervenast.
D) Der Nervus facialis und der Nervus vestibulocochlearis verlaufen ein Stück zusammen.
E) Die Chorda tympani läuft durch den Canalis nervi facialis

Übungsset 2

Beantworten Sie die Fragen zu folgenden medizinisch-naturwissenschaftlichen Texten. (TMS: 60 Min. für 24 Aufgaben, EMS: 50 Min. für 20 Aufgaben)

1. Es sind verschiedene Faktoren, die einen Patienten dazu bewegen, einen Arzt aufzusuchen. Zentral ist dabei das Ausmaß der Symptome. Sind diese sichtbar und dauerhaft, hat der Patient starke Schmerzen, ist von Haus aus eher ängstlich oder fühlt sich durch sein Leiden potenziell langfristig bedroht, ist es deutlich wahrscheinlicher, dass er sich ärztliche Beratung sucht. Daraus geht auch die sog. Laienätiologie hervor. Der Betroffene stellt Überlegungen über Ursachen und mögliche Behandlungsansätze an, die er nach Kosten und Nutzen vergleicht. Diese Überlegungen sind Teil seiner sog. subjektiven Krankheitstheorie. Scheint dem Betroffenen der Aufwand zu groß, kommt es typischerweise entweder zu Verleugnungsverhalten, d. h. er negiert Schmerzen und andere Symptome („Ich merke davon gar nichts!") oder Bagatellisierung, d. h. Herunterspielen der Beschwerden („Das stört mich gar nicht!").

   Welche Aussage kann aus dem Text abgeleitet werden?

   A) Ängstliche Patienten gehen tendenziell seltener zum Arzt.
   B) Die Patientenaussage „Mir war das mit meinen Kniebeschwerden gar nicht so bewusst" deutet auf Bagatellisierung hin.
   C) Ätiologie ist die Lehre der Ursachen von Krankheiten.
   D) Männer tendieren dazu, seltener zum Arzt zu gehen.
   E) Kosten-Nutzen-Abwägungen des Patienten sind Teil seiner objektiven Krankheitstheorie.

2. Dem Modell von Lewis zufolge beruhen Atombindungen auf gemeinsamen Elektronenpaaren, die beiden Bindungspartnern zu gleichen Teilen zugeordnet werden können. In der Lewis-Formel wird dieser Zusammenhang durch Punkte für Elektronen und Striche für Elektronenpaare verdeutlicht. Jeder Partner stellt Valenzelektronen zu Verfügung, die Bindungen eingehen oder als freie, nicht bindende Elektronenpaare vorliegen können. Gemäß der sog. Oktettregel kann ein Atom nicht mehr als vier Bindungspaaren besitzen. Ausnahmen finden sich lediglich ab der dritten Periode. Als Radikale bezeichnet man Atome, Moleküle oder Ionen mit mindestens einem ungepaarten Elektron. Da diese aktiv nach einem Bindungspartner streben, können sie andere Atome/Moleküle verändern und so Mutationen und Tumorerkrankungen induzieren. In der eukaryontischen Zelle werden Radikale daher von Peroxisomen gebunden und unschädlich gemacht.

   Welche Aussage kann aus dem Text abgeleitet werden?

   A) Peroxisomen speichern Radikale.
   B) In der zweiten Periode gibt es bereits Atome mit bis zu sechs Bindungspaaren.
   C) Ein Atom kann nicht mehr als vier Valenzelektroden besitzen.
   D) Eine „falsche" Anzahl an Elektronen kann kanzerogen wirken.
   E) Ionen besitzen besonders viele Elektronen.

3. Um Konturen und Schleimhautreliefs der einzelnen Abschnitte des intraperitonealen Verdauungstrakts besser untersuchen zu können, werden oral röntgendichte Kontrastmittel wie bspw. Bariumsulfat verabreicht. Dieses wird im Darm nicht resorbiert, sodass konsekutiv einzelne Abschnitte des Kanals radiologisch dargestellt werden können. Derartige Kontrastmittelverfahren haben sich bei der Diagnostik chronisch entzündlicher Darmerkrankungen wie der Colitis ulcerosa oder Morbus Crohn bewährt. Von rektal sind einige Darmschnitte auch endoskopisch einsehbar, nicht jedoch das Dünndarmkonvolut. Hier bildet Kontrastmitteldiagnostik die einzige Möglichkeit der Darstellung. Bildkontraste können durch Ergänzung röntgenpositiver Kontrastmittel wie Bariumsulfat um röntgennegative Gasbildner (CO_2) verstärkt werden.

   Welche Aussage kann aus dem Text abgeleitet werden?

   A) Morbus Crohn ist eine akute Erkrankung.
   B) Kontrastmittel sind meist röntgenpositiv Substanzen.
   C) Bariumsulfat wird oral verabreicht.
   D) CO_2 wirkt auf den Körper sehr ähnlich wie Bariumsulfat.
   E) Die Endoskopie ist das Mittel der Wahl zur Diagnostik von Morbus Crohn.

4. In der Behandlung von Depressionen, aber auch Angst- und Zwangsstörungen finden Antidepressiva heute einen breiten Einsatz. Mittel der ersten Wahl sind dabei die selektiven Serotonin-Wiederaufnahme-Hemmer (SSRI), die selektiven Serotonin-Noradrenalin-Wiederaufnahme-Hemmer (SSNRI) sowie Mirtazapin. Durch sie wird der Abbau der stimmungsaufhellenden Neurotransmitter Serotonin und Noradrenalin gebremst. Die Wahl eines der drei Mittel erfolgt in erster Linie danach, ob das Medikament psychomotorisch aktivierend (SSRI, SSNRI) oder sedierend (Mitrazapin) wirken soll. Trizyklische Antidepressiva werden aufgrund ihrer Nebenwirkungen (anticholinerge Wirkung, Gewichtszunahme) weniger häufig eingesetzt. Die beschriebenen Mittel sollten prinzipiell nur in Monotherapie Einsatz finden, da eine Kombination zu einem zu hohen Serotoninspiegel mit anschließendem Serotoninsyndrom folgen kann.

   Welche der folgenden Aussagen lässt sich oder lassen sich aus den Inhalten des Textes ableiten?

   I. Nur SSRIs und SSNRIs wirken psychomotorisch aktivierend.
   II. Die Depression ist u. a. durch eine Störung des Neurotransmitterhaushalts charakterisiert.
   III. „Monotherapie" bedeutet, dass entweder Psychotherapie oder Therapie durch Medikation erfolgen sollte.

   A) Nur Aussage I.
   B) Nur Aussage II.
   C) Aussagen II und III.
   D) Aussagen I und III.
   E) Jede der Aussagen.

5. Zu den wasserlöslichen Peptidhormonen zählt man Polypeptide wie Insulin oder ATCH, die kleineren Oligopeptide wie ADH oder TRH und Glykoproteine, die zusätzlich Kohlehydratketten enthalten (z. B. EPO oder FSH). Die Hydrophilie der Peptidhormone resultiert aus Ladungen beteiligter Aminosäuren. Aus diesem Grund benötigen sie keine spezifischen Bindungsproteine für den Transport über die Blutbahn. Sie wirken über extrazelluläre membranständige Rezeptoren und geben das Signal dabei an intrazelluläre Botenstoffe wie Ca^{2+}-Ionen, cAMP, cGMP oder IP_3 weiter. Peptidhormone werden am rauen endoplasmatischen Retikulum synthetisiert, in den Lumina des Golgi-Apparats modifiziert und zur Exozytose freigegeben. Da ihre Synthese verhältnismäßig lange dauert, werden Peptidhormone häufig auf Vorrat produziert.

   Welche Aussage kann aus dem Text abgeleitet werden?

   A) Polypeptide sind größer/länger als Oligopeptide.
   B) Aminosäuren sind hydrophil, weil sie Polypeptide enthalten.
   C) Peptidhormone werden in den Golgi-Apparaten produziert.
   D) cAMP ist geladen.
   E) Hormone sind rein aus Aminosäuren aufgebaut.

6. Röntgenstrahlen sind elektromagnetische Wellen, deren Wellenlänge zwischen denen des ultravioletten Lichts und der Gammastrahlung eingeordnet werden können und in der medizinischen Diagnostik die Basis wichtiger radiologischer Untersuchungsmethoden bilden. Die Strahlen werden durch das Auftreffen stark beschleunigter Elektronen auf eine metallische Anode erzeugt. Je dichter das durchstrahlte Gewebe und je weicher die Strahlung, desto mehr wird vom Gewebe absorbiert. Absorbierte Strahlen gelangen nicht mehr auf den Röntgenfilm und sind somit nicht bildgebend. Durch das hohe energetische Niveau der Röntgenstrahlen wirken sie potenziell kanzerogen/teratogen. Ihr Einsatz bedarf daher einer besonderen Indikation wie einer Indikationsstellung durch den Arzt. Hierbei gilt, dass der gesundheitliche Nutzen das Strahlenrisiko übertreffen muss. Schwangere dürfen nicht geröntgt werden.

   Welche der folgenden Aussagen lässt sich oder lassen sich aus den Inhalten des Textes ableiten?

   I. Auf einem klassischen Röntgenbild würde ein Stein dunkel imponieren.
   II. Zu häufiges Röntgen kann gesundheitsschädlich sein.
   III. Röntgenstrahlung eignet sich besonders gut, um weiches Gewebe zu untersuchen.
   IV. Glas absorbiert am ehesten den Großteil der Lichtstrahlen.

   A) Aussagen I und VI.
   B) Nur Aussage III.
   C) Aussagen II und III.
   D) Nur Aussage II.
   E) Aussagen I und III.

7. Wichtige Enzyme der intrazellulären Proteolyse sind Lysosomen und Proteasomen. Letztere sind frei im Zytosol vorkommende Proteinkomplexe, die v. a. falsch zusammengesetzte und gealterte Proteine unter ATP-Verbrauch abbauen. Hieran ist das Peptid Ubiquitin beteiligt, das die Proteine zum Proteasom leitet. Es wird dabei kovalent an das abzubauende Protein gebunden. Proteasomen katalysieren die Spaltung der Peptidbindungen. Die Proteolyse betrifft dabei sowohl durch die Nahrung aufgenommene als auch körpereigen synthetisierte Proteine. Die drei wichtigsten Mechanismen, die den Aminosäureabbau einleiten können sind dabei die Desaminierung, die Transaminierung und die Decarboxylierung.

   Welche Aussage kann aus dem Text abgeleitet werden?

   A) Ubiquitin kann Proteine abbauen.
   B) Der Abbau von Proteinen erfolgt schrittweise.
   C) Der Abbau von Proteinen erfolgt immer unter ATP-Verbrauch.
   D) Körpereigene Proteine werden nach Möglichkeit „recycelt" bzw. wiederverwendet.
   E) Ubiquitin initiiert die Desaminierung, Transaminierung und Decarboxylierung.

8. Bei Spondylitis ankylosans (Morbus Bechterew) handelt es sich um eine unheilbare, chronische Entzündungserkrankung, die zur völligen Versteifung der Wirbelsäule führen kann. Die Krankheit ist maßgeblich erblich bedingt und zeigt sehr variable Verläufe. So kann die typische Symptomatik bei Frauen auch gänzlich ausbleiben. Bei Männern hingegen sind Wirbelsäule und Iliosakralgelenke meist schon im jungen Alter befallen, was zu anhaltenden Rückenschmerzen führt. Typisch und diagnostisch relevant sind Klopf- und Verschiebeschmerzen der Iliosakralgelenke (Mennell-Zeichen) sowie ein pathologisches Ott- und Schober-Maß. Die Diagnose lässt sich mittels Röntgen und Magnetresonanztomographie (MRT) absichern, wobei MRT dem Röntgen überlegen ist. Zur Verlangsamung des fortschreitenden Krankheitsprozesses sind regelmäßige Physiotherapieeinheiten entscheidend.

   Welche der folgenden Aussagen lässt sich oder lassen sich aus den Inhalten des Textes ableiten?

   I. Morbus Bechterew ist eine reine Erbkrankheit.
   II. Frauen sind seltener von Morbus Bechterew betroffen als Männer.
   III. Das Mennell-Zeichen tritt bei Männern vermutlich früher auf als bei Frauen.
   IV. Physiotherapie kann Morbus Bechterew heilen.

   A) Keine der Aussagen.
   B) Nur Aussage I.
   C) Nur Aussage II.
   D) Nur Aussage III.
   E) Nur Aussage IV.

9. Die beste Allergie-Prophylaxe stellt die Allergenkarenz dar, d. h. die Vermeidung des Kontakts mit den entsprechenden Allergenen. Wo dies nicht möglich ist, kann sich eine spezifische Immuntherapie, auch Hyposensibilisierung genannt, anbieten. Sie stellt eine Möglichkeit dar, die Reaktion des Körpers auf Antigene gezielt zu beeinflussen, indem subkutan oder sublingual langfristig ansteigende Allergendosen verabreicht werden. Das Immunsystem soll so allmählich eine Toleranz gegenüber den Allergenen aufbauen. Zur akuten Therapie eigenen sich verschiedene Antiallergika in Tablettenform, als Augentropfen, Nasensprays oder Inhalationspräparate. Sie enthalten Wirkstoffe wie Antihistaminika oder Mastzellstabilisatoren, die die körpereigene Reaktion hemmen und so die Symptome lindern sollen. Diese unterscheiden sich jedoch je nach betroffener Region: Atemwege, Haut, Augen, Magen-Darm-Trakt oder systemisch.

   Welche Aussage kann aus dem Text abgeleitet werden?

   A) Die Haut ist überdurchschnittlich oft Ort von Allergie-Symptomen.
   B) Allergene sind Pathogene.
   C) Bei der Hyposensibilisierung wird der Patient Allergenen ausgesetzt.
   D) „Toleranz" bedeutet eine verschärfte Reaktion des Immunsystems, welches die Allergene daraufhin schneller beseitigt.
   E) Mastzellen tragen zu Bekämpfung von Allergenen bei.

10. Alle serösen Höhlen zeichnen sich durch einen ähnlichen Aufbau und einheitliche Funktion aus. Jede seröse Höhle besteht aus zwei Blättern, dem die Organe umhüllenden viszeralen Blatt und dem die Wand des Hohlraums bedeckenden parietalen Blatt. Nur Letzteres ist sensibel innerviert. Durch den glatten Mesothelüberzug und die seröse Flüssigkeit garantieren sie eine reibungsarme Verschiebung der Organe im Peritoneum – sowohl gegeneinander als auch gegenüber der Rumpfwand. Zu den weiteren Funktionen seröser Höhlen gehören die Aufrechterhaltung eines Unterdrucks, z. B. in der Pleurahöhle, der hier zu einer harmonischen Atemmechanik beiträgt. Bewegungen des Brustkorbs können durch den Unterdruck von –3 bis –8 mmHg in Änderungen des Lungenvolumens umgesetzt werden.

    Welche Aussage kann aus dem Text abgeleitet werden?

    A) In der Bauchhöhle herrscht ein Unterdruck.
    B) Verletzungen im viszeralen Blatt des Peritoneums lösen keine Schmerzen aus.
    C) Die Lunge ist von Endothel überzogen.
    D) Seröse Flüssigkeit befindet sich am ehesten zwischen viszeralem Blatt und Mesothelüberzug.
    E) mmHg ist eine Einheit für das Volumen.

11. Der Nervus phrenicus ist entwicklungsgeschichtlich ein Halsnerv der Segmente C3–C5, hauptsächlich aber des Segments C4. Auf dem Musculus scalenus anterior tritt er in die Apertura thoracis superior und verläuft in der Brustbeinhöhle ventral der Lunge nach kaudal bis hinab zum Diaphragma. Im Mediastinum gibt der Nervus phrenicus verschiedene Äste ab: Rami pericardiaci zum Herzbeutel sowie weitere unbenannte Äste zur Pleura parietalis (sensorisch). Da er das Diaphragma motorisch innerviert, ist seine (beidseitige) Läsion lebensbedrohlich. Es kommt zum Zwerchfellhochstand auf der betroffenen Seite und damit zur Behinderung der Atmung. Eine leichte Reizung des Nervus phrenicus, z. B. durch das Trinken eines zu kalten Getränks, führt hingegen zum Schluckauf (Singultus). Die beiden rein sensiblen Rami phrenicoabdominales treten durch das Zwerchfell hindurch und laufen in den Bauchraum.

    Welche Aussage kann aus dem Text abgeleitet werden?

    A) Die Rami pericardiaci haben ihren Ursprung im Mediastinum.
    B) Der Nervus phrenicus führt mindestens drei Faserqualitäten (sensorisch, motorisch, parasympathisch).
    C) Der Nervus phrenicus tritt aus den thorakalen Zwischenwirbelsegmenten aus.
    D) Der Nervus phrenicus innerviert das Diaphragma sensibel.
    E) Der Nervus phrenicus läuft ein Stück unterhalb des Musculus scalenus anterior.

12. Der Hitzekollaps als eine der drei zentralen Hyperthermie-bedingten Erkrankungen beruht auf einer Überforderung der Kreislaufregulation im Stehen (Orthostase) unter Hitzebelastung. Indem der Körper versucht, durch vermehrte Schweißproduktion dem Anstieg der Körperkerntemperatur entgegenzuwirken, stellen sich hohe Flüssigkeitsverluste ein. Gleichzeitig wird die Haut stärker durchblutet, was als Ruber imponiert. Der Blutdruckabfall führt zu einer Mangelversorgung des Gehirns mit Nährstoffen, die zu den klassischen Symptomen des Hitzekollaps, Schwindel und Ohnmacht, führt. Bei langanhaltender, direkter Sonneneinstrahlung auf den Kopf kann es zum Sonnenstich (Insolation) kommen. Durch hitzebedingte Reizung der Hirnhäute kommt es hierbei zu ähnlichen Symptomen wie beim Hitzekollaps.

    Welche Aussage kann aus dem Text abgeleitet werden?

    A) Blutdruckabfall bezeichnet man auch als Ruber.
    B) Einer Insolation liegt eine Mangelversorgung des Gehirns mit Nährstoffen vor.
    C) Die Insolation ist eine schwerwiegendere Erkrankung als der Hitzekollaps.
    D) Der Text enthält Informationen zum Thema Sonnenbrand.
    E) Eine verminderte Schweißproduktion führt eher zu Hyperthermie-bedingten Erkrankungen.

13. Im Hypothalamus werden neben Releasing-Hormonen und Inhibiting-Hormonen noch ADH und Oxytocin synthetisiert. Beide werden in der Neurohypophyse (Hypophysenhinterlappen) gespeichert. ADH ist ein Peptid aus nur neun Aminosäuren. Es erhöht den Gefäßtonus durch Kontraktion der Gefäße. Zudem induziert es den Einbau von Aquaporinen in die Sammelrohrwand der Niere und steigert so die Rückresorption von Wasser. Wenn die ADH-Ausschüttung gehemmt wird, kommt es zu einem Plasmavolumenmangel. Alkoholkonsum führt zu einer Hemmung der ADH-Ausschüttung und daher zu häufigem Wasserlassen. Oxytocin ist ebenfalls ein Peptid aus neun Aminosäuren. Die Sekretion wird durch Saugen an der stillenden Brust angeregt; es kommt zum Milcheinschuss. Die Kontrolle der Laktation erfolgt dann durch das Hormon Prolaktin. Außerdem führt Oxytocin zur Uteruskontraktion im Rahmen der Wehen.

    Welche der folgenden Aussagen lässt sich oder lassen sich aus den Inhalten des Textes ableiten?

    I. ADH ist kein Releasing-Hormon.
    II. ADH induziert den Einbau von Aquaporinen in die Sammelrohrwand der Blase.
    III. Oxytocin und Prolaktin steuern die weibliche Milchdrüse.
    IV. Alkohol hemmt die ADH-Ausschüttung irreversibel.

    A) Aussagen I, II und III.
    B) Aussagen II, III und IV.
    C) Jede der Aussagen.
    D) Aussagen I und III.
    E) Aussagen II und IV.

14. Insulin wird in B-Zellen der endokrinen Langerhans-Inseln im Pankreas gebildet und dort als Zinkkomplex gespeichert. Es ist ein Proteohormon, bestehend aus einer A-Kette (21 Aminosäuren) und einer B-Kette (30 Aminosäuren). Beide Ketten sind über zwei Disulfidbrücken verbunden. Eine weitere Disulfidbrücke befindet sich innerhalb der A-Kette. Ausgehend von der Insulin-mRNA wird erst Prä-Proinsulin gebildet; es besitzt am N-Terminus eine Signalsequenz. Im Anschluss wird diese abgespalten, wodurch Proinsulin entsteht, bei dem die A- und B-Kette noch durch das C-Peptid verknüpft sind. Proinsulin passiert den Golgi-Apparat und wird dort zusammen mit einer spezifischen Protease in Sekretgranula gespeichert, in denen das C-Peptid herausgeschnitten wird. Nun spricht man von Insulin.

    Welche der folgenden Aussagen lässt sich oder lassen sich aus den Inhalten des Textes ableiten?

    I. Insulin enthält drei Disulfidbrücken.
    II. Das fertige Insulin entsteht in den Golgi-Apparaten.
    III. Es gilt: Proinsulin = Prä-Proinsulin + Signalsequenz.

    A) Jede der Aussagen.
    B) Aussagen II und III.
    C) Aussagen I und II.
    D) Aussagen I und III.
    E) Nur Aussage III.

15. Man unterscheidet drei Typen von Strukturen, die am eukaryotischen Zytoskelett beteiligt sind: Aktine, Intermediärfilamente und Tubuline. Sie stabilisieren und bewegen die Zelle und steuern Transportvorgänge in ihrem Inneren. Die Grundbausteine des Aktins sind monomere G-Aktin-Moleküle. Diese polymerisieren unter ATP-Verbrauch zu F-Aktin-Filamenten. Eine Doppelhelix aus zwei polymeren Aktinsträngen bildet das eigentliche Filament, das man in allen Zellen – v. a. in den Zellmembran-nah – findet. Mit dem Hilfsprotein Myosin spielt es zudem eine zentrale Rolle bei der Muskelkontraktion. Beide zusammen nennt man Myofilamente. Intermediärfilamente sind eine Klasse aus über 60 verschiedenen Filamenten, die v. a. gewebsspezifisch auftreten. Ihre bekanntesten Vertreter sind Zytokeratin im Epithel, das ubiquitäre Vimentin, Desmin in Muskelfasern, GFAP in Astrozyten oder Neurofilamente in Nervenzellen. Durch ihre Spezifität lassen sie sich zur immunhistochemischen Identifikation von Tumoren nutzen. Anders als Aktin oder auch Tubulin haben Intermediärfilamente in erster Linie Stützfunktionen und sind daher nicht mit Motorproteinen assoziiert.

    Welche Aussage kann aus dem Text abgeleitet werden?

    A) Desmin findet man v. a. in Epithelzellen.
    B) Für den intrazellulären Transport ist Vimentin besonders wichtig.
    C) Grundbaustein des Aktins sind monomere F-Aktin-Filamente.
    D) Tubuline lassen sich immunhistochemisch färben.
    E) Wie Aktine besitzen auch Tubuline Motorproteine.

16. Purine können im Körper neu synthetisiert (De-novo-Synthese) oder aus Abbauprodukten wiedergewonnen werden (Salvage-Pathway). Die Neusynthese von Puringrundgerüsten ist sehr energieaufwendig und wird daher stark reguliert. Die Wiederverwertung von Purinbasen, die beim Abbau frei werden oder durch intestinale Resorption aufgenommen werden, spart dagegen Energie. Der Abbau von Purinnukleotiden führt über mehrere Zwischenschritte zu Purinbasen und schließlich zu Harnsäure, die insbesondere über den Urin ausgeschieden wird. Im Rahmen der De-novo-Synthese erfolgt die Neusynthese des Purinkerns aus 5-Phosphoribosyl-1α-pyrophosphat (PRPP) in 10 Reaktionsschritten zu Inosinmonophosphat (IMP), dann in je zwei weiteren Schritten zu Adenosinmonophosphat (AMP) bzw. Guanosinmonophosphat (GMP).

    Welche der folgenden Aussagen lässt sich oder lassen sich aus den Inhalten des Textes ableiten?

    I. Der Salvage-Pathway spart dem Körper im Vergleich zur De-novo-Purin-Synthese Energie.
    II. PRPP kommt im Salvage-Pathway nicht vor.
    III. IMP ist eine Vorstufe vom AMP und MGP.
    IV. Purinnukleotide können zu Harnstoff abgebaut werden.

    A) Keine der Aussagen.
    B) Nur Aussage I.
    C) Aussagen I und IV.
    D) Aussagen I und II.
    E) Aussagen II und III.

17. Bei einem Lungenemphysem kommt es zur Zerstörung der Interalveolarsepten. Der Abbau stützender Proteine der extrazellulären Matrix führt schließlich zu einer verstärkten Dehnbarkeit (Compliance) des Lungengewebes. Der Widerstand des sonst reversibel dehnbaren Lungengewebes verringert sich und bietet keine ausreichende Gegenkraft für die einströmende Luft mehr. Kleine Druckunterschiede bewirken eine Aufnahme großer Luftvolumina, die als Residualvolumen im Atemtrakt persistieren, da sie nicht abgeatmet werden können. Bei rein restriktiven Atemwegserkrankungen ist die Vitalkapazität erniedrigt, das forcierte exspiratorische Volumen normal, die Compliance ebenfalls erniedrigt und die Resistance normal.

    Welche Aussage kann aus dem Text abgeleitet werden?

    A) Das Lungenemphysem ist eine rein restriktive Atemwegserkrankung.
    B) Das Lungenemphysem ist keine restriktive Atemwegserkrankung.
    C) Eine Zerstörung der Interalveolarsepten beeinträchtigt die Dehnbarkeit des Lungengewebes.
    D) Die Vitalkapazität gesunder Menschen ist ggü. Personen mit rein restriktiven Atemwegserkrankungen erhöht.
    E) Ein gesundes Lungengewebe ist möglichst dehnbar, um viel Luft aufnehmen zu können.

18. Beim Großteil der Gallensteine handelt es sich um Cholesterinsteine. Sehr viel seltener sind Bilirubinsteine, die neben Bilirubin- auch Kalkeinlagerungen enthalten. Im Normalfall wird Cholesterin in der Galle durch Gallensäuren und Phospholipide in Lösung gehalten. Das Cholesterin fällt aus, wenn durch einen Anstieg der Cholesterin-Konzentration bzw. ein Absinken der „Lösemittel" ein Ungleichgewicht entsteht. Als günstiges Verhältnis von Cholesterin, Gallensäure und Phospholipiden wird 4 : 75 : 21 betrachtet. Indem Gallensteine den Abfluss von Galle beeinträchtigen können, stellen sie ein Risiko für Koliken dar. Aus diesem Grund sowie wegen der oft eintretenden Schmerzen werden sie häufig operativ entfernt.

    Welche Aussage kann aus dem Text abgeleitet werden?

    A) Koliken bezeichnen einen reduzierten Galleabfluss.
    B) Gallensäuren sind mehr als dreimal so gut wasserlöslich wie Phospholipide.
    C) 4 : 75 : 21 beschreibt kein günstiges Verhältnis von Cholesterin, Phospholipiden und Gallensäure.
    D) 75 : 4 : 21 beschreibt ein günstiges Verhältnis von Gallensäure, Phospholipiden und Cholesterin.
    E) Bilirubinsteine sind besonders schmerzhaft und werden daher unmittelbar operativ entfernt.

19. Bereits in der 4. Entwicklungswoche lässt sich die Anlage des Gehirns von der des Rückenmarks unterscheiden. Am kranialen Ende des Neuralrohrs treten drei bläschenförmige Austreibungen (Hirnbläschen) hervor: Vorne das Prosencephalon-Bläschen, danach das schmale Mesencephalon-Bläschen und hinten das Rhombencephalon-Bläschen, das ins Rückenmark übergeht. Diese drei Bläschen werden auch primäre Gehirnbläschen genannt. Parallel zu ihrer Ausbildung beugt sich die Hirnanlage nach ventral, wodurch zwei Krümmungen entstehen. Die Nackenbeuge (Flexura cervicalis) manifestiert sich zwischen Rhombencephalon und Rückenmark, die Scheitelbeuge (Flexura mesecephalica) zwischen Prosencephalon und Rhombencephalon, also im Bereich des Mittelhirns. Aus dem Prosencephalon-Bläschen werden das Telencephalon und das Diencephalon, aus dem Mesencephalon-Bläschen das Mesencephalon und aus dem Rhombencephalon die übrigen Strukturen des Gehirns.

    Welche Aussage kann aus dem Text abgeleitet werden?

    A) Das Mesencephalon entwickelt sich aus dem Rhombencephalon.
    B) Das Kleinhirn entsteht vermutlich aus dem Rhombencephalon.
    C) Aus den drei primären Hirnbläschen entwickeln sich fünf sekundäre Hirnbläschen.
    D) Die Flexura cervicalis manifestiert sich in der 6. Entwicklungswoche.
    E) Die Flexura mesencephalica entsteht im Bereich des Zwischenhirns.

20. Die Entstehung von Tumoren (Karzinogenese) erfolgt gemäß der Mehrschritthypothese in vier Schritten. Am Beginn steht die Schädigung der DNA durch Mutation (Initiation). Dabei sind nicht alle Mutationen gleichermaßen gefährlich. Bei einer sog. stillen Mutation wird das Codon verändert, es codiert aber trotz abweichender Basensequenz noch für dieselbe Aminosäure. Strukturveränderungen in synthetisierten Proteinen treten damit nicht auf. Der zweite Schritt besteht in der Promotion, bei der der Defekt weitergegeben wird. Zwischen ihr und der Proliferation der geschädigten Zellreihe (Progression) steht die Latenz. Eine Schlüsselrolle bei der Karzinogenese tragen Onkogene und Antionkogene. Zur Ausbildung eines Tumors kann sowohl die verstärkte Bildung von Onkogenen als auch die schwächere Ausbildung von Antionkogenen beitragen.

    Welche Aussage kann aus dem Text abgeleitet werden?

    A) Die Latenz folgt auf die Progression.
    B) Latenz beschreibt die Phase zwischen Initiation und Progression.
    C) In der Latenz kann die Karzinogenese gestoppt werden.
    D) Antionkogene stehen der Karzinogenese am ehesten entgegen.
    E) Mutationen in Onkogenen sind gefährlicher als Mutationen in Antionkogenen.

21. Das Nierenparenchym lässt sich makroskopisch wie mikroskopisch in verschiedene Schichten einteilen, die funktionell jedoch eine Einheit bilden. Die außenliegende Nierenrinde (Cortex renalis) ist die etwa 1 cm breite Schicht unmittelbar unter der bindegewebigen Capsula fibrosa renalis. Die Rinde enthält die Glomeruli und Rindengefäße. Von ihr aus ziehen zudem die Columnae renales in das Nierenmark (Medulla renalis). In der Medulla renalis befinden sich hauptsächlich das Tubulussystem und die Sammelrohre. Sie besteht aus 7–12 Markpyramiden, die mit ihrer Basis zum Rindenparenchym weisen und mit ihrer Spitze kleine Nierenkelche (Calices renales) bilden. Sie sind Teil des Nierenbeckenkelchsystems, das den Harn über die Sammelrohre aus den Markpyramiden erhält, ihn sammelt und über den Ureter in Richtung Harnblase leitet. Dort wird er gesammelt, bis die vesikalen Dehnungsrezeptoren den Anlass für eine Blasenentleerung geben. Über die Urethra gelangt der Harn nach draußen. Harnabflussstörungen können durch luminale oder extraluminale Raumforderungen auf jeder Höhe zwischen Nierenbeckenkelchsystem bis Urethra bedingt sein. Zu den luminalen Raumforderungen gehören z. B. Harnsteine, zu den extraluminalen Raumforderungen Tumoren der Bauchhöhle oder des Beckens.

    Welche der folgenden Aussagen lässt sich oder lassen sich aus den Inhalten des Textes ableiten?

    I. Niere und Harnblase sind über die Urethra verbunden.
    II. Columnae renales enthalten Blutgefäße.
    III. Calices renales bilden die Markpyramiden der Nieren.
    IV. Den Anlass für eine Blasenentleerung geben Zellen der Nieren.

    A) Nur Aussage I.
    B) Nur Aussage II.
    C) Nur Aussage III.
    D) Nur Aussage IV.
    E) Keine der Aussagen.

22. Der Hirnstamm hat stützmotorische und koordinative Aufgaben, die eine stabile Körperhaltung im Raum (posturale Stabilität) sichern sollen. Beim Gehen muss er die Körperhaltung zudem an die sich ändernden Kraftverhältnisse anpassen. Der Komplexität seiner Aufgabe geschuldet, bedient er sich einer Reihe von nervalen Bahnsystemen, die die spinalen Reflexe sowie die Aktivität der α- und β-Motoneurone beeinflussen. Er enthält Informationen aus Kortex und Cerebellum sowie dem vestibulären System des Auris interna. Die Efferenzen des Hirnnervs laufen in vier großen Bahnen: Der mediale Retikulospinaltrakt wirkt erregend auf Extensoren und hemmend auf Flexoren, das Gegenteil ist beim lateralen Retikulospinaltrakt der Fall. Der Rubrospinaltrakt erregt Motoneurone von Flexoren und hemmt die der Extensoren. Der Vestibulospinaltrakt wirkt entgegengesetzt, indem er die Flexoren hemmt und die Extensoren aktiviert.

    Welche Aussage kann aus dem Text abgeleitet werden?

    A) Vestibuläre Informationen werden u. a. vom Innenohr (Auris interna) bereitgestellt.
    B) Der Hirnstamm erhält Informationen über vier große Bahnen.
    C) Der laterale Retikulospinaltrakt erregt die Extensoren.
    D) Der Vestibulospinaltrakt stammt aus dem Auris interna.
    E) Bei α- und β-Motoneuronen handelt es sich um Afferenzen.

23. Für die Versorgung des Embryos sind vor allem Nabelschnur, Amnionhöhle, Plazenta und Eihäute zuständig. Als ein Organ, das zu Teilen sowohl maternaler als auch embryonaler Herkunft ist, ermöglicht die Plazenta den Stoff- und Gasaustausch zwischen Mutter und Embryo bzw. Fetus. Die Ausbildung des uteroplazentaren Kreislaufs umfasst dabei mehrere Schritte, die unter anderem die Umwandlung des Endometriums mit Eindringen der fetalen Anteile beinhalten. Über die Plazentaschranke ist der Embryo bzw. der Fetus vor direktem Kontakt mit mütterlichem Gewebe geschützt. Sie besteht von maternal nach fetal aus Synzytiotrophoblast → Zytotrophoblast → Basallamina des Trophoblasten → Zottenstroma → Basallamina des Endothels → Kapillarendothel. Alle Stoffe müssen diese Barrieren überwinden. So wird sichergestellt, dass nur selektiv Nährstoffe und keine Schadstoffe zwischen Mutter und Kind übertragen werden. Darüber hinaus produziert die Plazenta einige Hormone, die in der Schwangerschaft entscheidend sind. Eine Störung dieser komplexen physiologischen Mechanismen kann zu einer sog. Plazentainsuffizienz führen. Eine akute Plazentainsuffizienz kann zu einem akuten Abort bzw. intra-uterinen Fruchttod führen, eine chronische Plazentainsuffizienz führt ggf. zu einer intra-uterinen Wachstumsstörung.

    Welche der folgenden Aussagen lässt sich oder lassen sich aus den Inhalten des Textes ableiten?

    I. Der Dottersack ist für die Versorgung des Embryos zuständig.
    II. Die Plazenta ist ein Organ der Mutter.
    III. Die meisten Stoffe können die Plazenta nicht passieren.
    IV. Die Plazenta produziert wichtige Enzyme.

    A) Keine der Aussagen.
    B) Nur Aussage I.
    C) Nur Aussage II.
    D) Nur Aussage III.
    E) Nur Aussage IV.

24. Der Nervus oculomotorius als dritter Hirnnerv verfügt über zwei Nuclei verschiedener Faserqualität. Der Ncl. nervi oculomotorii ist allgemein somatoefferent, der Ncl. accessorius nervi oculomotorii (Edinger-Westphal) hingegen parasympathisch, d. h. allgemein viszeroefferent. Beide Faseranteile treten gemeinsam aus der Fossa interpeduncularis aus, um intrakraniell zunächst in den Sinus cavernosus zu laufen. Anschließend gelangt der dritte Hirnnerv über die Fissura orbitalis superior in die Orbita, durchquert den Anulus tendineus communis, um die meisten der äußeren Augenmuskeln sowie zwei innere Augenmuskeln zu innervieren. Der motorische Ramus superior läuft zum Musculus levator palpebrae superioris und zum M. rectus superior, der ebenfalls motorische Ramus inferior zum M. rectus medialis und inferior sowie zum M. obliquus inferior. Der parasympathische Edinger-Westphal-Teil hingegen läuft zum Ganglion ciliare, wo er umgeschaltet wird und schließlich als Nervi ciliares breves den M. ciliaris und den M. sphincter pupillae innerviert. Ein Ausfall des Nervus oculomotorius führt auf diese Weise zu einer gleichseitigen Weitstellung der Pupille (Mydriasis), zu einem tieferstehenden oberen Augenlid (Ptosis) und einer nach außen-unten gerichteten Blickdivergenz.

    Welche Aussage kann aus dem Text abgeleitet werden?

    A) Der Nervus oculomotorius läuft aus dem Sinus cavernosus in die Fossa interpeduncularis.
    B) Es gibt insgesamt drei Hirnnerven.
    C) Im Ganglion ciliare werden allgemein viszeroefferente Nervenfasern umgeschaltet.
    D) Der Anulus tendineus communis liegt hinter der Orbita.
    E) Der parasympathische Anteil des dritten Hirnnervs wirkt allgemein viszeroafferent.

Übungsset 3

Beantworten Sie die Fragen zu folgenden medizinisch-naturwissenschaftlichen Texten. (TMS: 60 Min. für 24 Aufgaben, EMS: 50 Min. für 20 Aufgaben)

1. Rheumatische Erkrankungen des Kindes, die vor dem 16. Lebensjahr beginnen und eine Dauer der Entzündung des Gelenks von mindestens sechs Wochen aufweisen, bezeichnet man als juvenile idiopathische Arthritiden. Insgesamt existieren sieben Formen. Ihre häufigste ist die Oligoarthritis mit asymmetrischem Befall von bis zu vier Gelenken, wobei meistens die Articulatio genus betroffen ist. In rund der Hälfte der Fälle ist im Verlauf auch der vordere Augenabschnitt entzündet (Uveitis anterior), weshalb regelmäßige Spaltlampenuntersuchungen durchzuführen sind. Die gefürchtete systemische Arthritis (Morbus Still) äußert sich in hohem Fieber und kann innere Organe betreffen.

   Welche Aussage kann aus dem Text abgeleitet werden?

   A) Als „idiopathisch" wird eine Krankheit bezeichnet, die mindestens sechs Wochen persistiert.
   B) Es existieren vier Formen der juvenilen idiopathischen Arthritis mit Befall von bis zu sieben Gelenken.
   C) Eine Arthritis bezeichnet eine Entzündung des Auges.
   D) Dauerhaft hohes Fieber gefährdet die Gelenke.
   E) Das Kniegelenk (Articulatio genus) ist häufig Manifestationsort einer Oligoarthritis.

2. Ein ausgereiftes Spermium besteht aus mehreren Abschnitten. Im Kopf ist das Kernäquivalent mit dem haploiden Chromosomensatz und das sog. Akrosom enthalten, das ganz vorne an der Spitze des Spermiums sitzt. Das Akrosom ist ein Lysosomenäquivalent, enthält also lysosomale Enzyme, die das Spermium für das Eindringen in die Eizelle (Imprägnation) benötigt. Im Hals befindet sich die Zentriole, der Ursprungsort für die Mikrotubuli, die das Spermium für die Fortbewegung benötigt. Im Mittelstück sitzen die für die Energiegewinnung notwendigen Mitochondrien. Das Hauptstück und der Schwanz enthalten die Mikrotubuli, mit deren Hilfe sich das Spermium fortbewegt.

   Welche der folgenden Aussagen lässt sich oder lassen sich aus den Inhalten des Textes ableiten?

   I. Spermien besitzen einen diploiden Chromosomensatz.
   II. Das Erbmaterial des Spermiums befindet sich im Akrosom.
   III. Die Zentriole benötigt das Spermium für die Fortbewegung.
   IV. Das Eindringen des Spermiums in die Eizelle wird auch als „Imprägnation" bezeichnet.

   A) Aussagen I und III.
   B) Aussagen II, III und IV.
   C) Nur Aussage IV.
   D) Aussagen III und IV.
   E) Aussagen I und IV.

3. Die Polymerase-Ketten-Reaktion (PCR) hat in den letzten Jahren nicht nur in der Mikrobiologie an Bedeutung gewonnen, auch in Vaterschaftstests oder der Forensik findet sie Anwendung. Auch hier vergleicht man repetitive DNA-Sequenzen auf ihre Länge und überprüft dann Übereinstimmungen zwischen vermutetem Vater und Kind bzw. vermutetem Täter und Indizien am Tatort. Mikrobiologen nutzen die PCR, um zwischen der DNA verschiedener Keime differenzieren zu können. In der pränatalen Diagnostik werden im Rahmen einer Chorionzottenbiopsie verschiedene Gentests durchgeführt. Bei einer In-vitro-Fertilisation bietet sich mithilfe der PCR die Möglichkeit, Embryonen mit bestimmten Erbkrankheiten zu erkennen und nur die gesunden Embryonen in die Gebärmutter einzupflanzen.

   Welche der folgenden Aussagen lässt sich oder lassen sich aus den Inhalten des Textes ableiten?

   I. Elternteile und Straftäter lassen sich nur durch PCR einwandfrei identifizieren.
   II. Die DNA von Bakterien und Viren unterscheidet sich hinsichtlich repetitiver DNA-Sequenzen.
   III. Bei einer Chorionzottenbiopsie handelt es sich um einen Gentest.

   A) Jede der Aussagen.
   B) Aussagen II und III.
   C) Aussagen I und II.
   D) Nur Aussage I.
   E) Nur Aussage II.

4. Die konfokale Mikroskopie wird fast ausschließlich im Modus der Fluoreszenzmikroskopie betrieben. Sie eliminiert Störlicht aus den Ebenen außerhalb der aktuellen Fokusebene des Mikroskops, bei dem es sich ansonsten um ein wesentliches Problem in der Mikroskopie handelt. Bei höheren Vergrößerungen hat die Ebene, die im Bild scharf erscheint, häufig nur eine Dicke von knapp einem Mikrometer. Die Schnittdicke ist jedoch im Regelfall deutlich höher. Das scharfe Bild wird also stets von Licht aus unscharfen Regionen überlagert und daher erheblich verschlechtert. Gerade bei der Fluoreszenzmikroskopie fällt dieser Zusammenhang ins Gewicht. Bei vielen Anwendungen ist es jedoch sogar hilfreich, dickere Schnitte als die üblichen 10-Mikrometer-Schnitte zu verwenden. Besonders in der Neuroanatomie, bei der Kultur von dicken Scheiben neuronalen Gewebes ist dies ratsam.

   Welche der folgenden Aussagen lässt sich oder lassen sich aus den Inhalten des Textes ableiten?

   I. Die Dicke, die im Bild scharf erscheint, und die tatsächliche Schnittdicke liegen bei der konfokalen Mikroskopie deutlich auseinander.
   II. Die Schnittdicke bei neuroanatomischen Präparaten ist häufig dicker als bei anderen Präparaten.
   III. Die Fluoreszenzmikroskopie funktioniert ohne äußeres Licht.

   A) Nur Aussage I.
   B) Aussagen I und II.
   C) Nur Aussage II.
   D) Aussagen II und III.
   E) Nur Aussage III.

5. Es lassen sich eine Vielzahl verschiedener Varianten bzw. Verlaufsformen des Basalzellkarzinoms unterscheiden. Das superfizielle Basalzellkarzinom zeichnet sich durch flache, bräunliche Plaques mit perlschnurartigem Randsaum aus. Teilweise ist es hyperpigmentiert, häufig schuppend. Beim pigmentierten Basalzellkarzinom kommt es zu einer erhabenen, derben Effloreszenz mit glasiger Oberfläche und Teleangiektasien. Eine Pigmentierung erfolgt durch Melanineinlagerungen. Der Pinkus-Tumor (auch Fibroepitheliomatöser Tumor) wächst weniger invasiv als das Basaliom. Histologisch sind schmale Basaliomzonen, umgeben von deutlicher Bindegewebsproliferation erkennbar. Der Ulcus terebrans (destruiertes Basaliom) ist gekennzeichnet durch tiefe Infiltration von Knochen und Knorpel mit hoher Blutungsneigung.

   Welche Aussage kann aus dem Text abgeleitet werden?

   A) Ein Basaliom wächst stärker invasiv als ein Pinkus-Tumor.
   B) Ein Ulvus terebrans lässt sich durch ein Knochen-MRT diagnostizieren.
   C) Das Basaliom ist eine Form des Karzinoms.
   D) Teleangiektasien entstehen durch Melanineinlagerungen.
   E) Die Zerstörung von Knorpel beim destruierten Basaliom resultiert mitunter in erhöhter Blutungsneigung.

6. Schon vor über 7.000 Jahren wurde der Schädel samt Gehirn von unseren Vorfahren als medizinisch bedeutsam eingeschätzt. Mit Steinen durchbohrte man die Schädelkalotte, um Kopfschmerzen und psychische Erkrankungen zu heilen, indem man den „bösen Geistern" den Weg nach draußen ermöglicht. Doch sah man lange das Herz als das Zentrum der Erinnerungen. Erst der Vater der westlichen Medizin selbst, Hippocrates, postulierte das Gehirn als Sitz der Sensorik und der Intelligenz. Galen griff diese Sichtweise wieder auf. Indem er die Gehirne römischer Legionäre und Kämpfer sezierte, unterschied er Cerebrum und Cerebellum. Aufgrund seiner weicheren Konsistenz sah er das Cerebrum als Ort der Sinneswahrnehmung und Intelligenz an. Schließlich müssten Wahrnehmungen von außen in das Gewebe „hineingedruckt" werden können. Das Cerebellum war seiner Ansicht nach für die Steuerung von Muskeln zuständig. Sind seine Begründungen aus heutiger Sicht sehr fragwürdig, lag er mit seiner funktionellen Unterscheidung beider Areale doch nicht weit von der Realität entfernt.

   Welche Aussage kann aus dem Text abgeleitet werden?

   A) Das Cerebrum ist sehr weich.
   B) Cerebrum und Cebellerum = Gehirn.
   C) Das Cerebrum war bei römischen Legionären am ehesten besonders ausgeprägt.
   D) Galen orientierte sich in seiner Arbeit an Hippocrates.
   E) Der Text enthält Informationen zu drei Gehirnarealen.

7. Die wohl bedeutendste neurologische Erkrankung ist die Demenz. Bei ihr handelt es sich um einen Komplex erworbener, globaler Beeinträchtigungen des Gedächtnisses, mit abnehmendem Sprach-, Urteils- und Denkvermögen sowie Verlust der räumlichen und zeitlichen Orientierung. Die Defizite sind chronisch progredient und durch Medikamente nicht wesentlich beeinflussbar. Sie gilt als unheilbar. Ursachen der Demenz sind vielfältig, hauptsächlich aber vaskulärer oder neurodegenerativer Natur. Einfache neuropsychologische Testungen wie der Mini-Mental-Status-Test (MMST) helfen, die kognitiven Defizite einzuschätzen. Von der echten Demenz muss die Pseudodemenz abgegrenzt werden. Letztere steht häufig in Verbindung mit einer Depression. Erkrankte können sich hierbei meist an den Beginn der kognitiven Defizite erinnern und schildern übertriebene Symptome (Aggravation). Die medikamentöse Behandlung mit Antidepressiva ist auffallend hilfreich.

   Welche Aussage kann aus dem Text abgeleitet werden?

   A) Demenzen können lokal ausgeprägt sein.
   B) Die Alzheimer-Erkrankung ist eine Form der Demenz.
   C) Neuropsychologische Testungen sind einer Form der MMSTs.
   D) Antidepressiva sind hilfreich zur Behandlung einer nicht-echten Demenz.
   E) Trotz abnehmender kognitiver Fähigkeiten ist das Sprachvermögen bei der Demenz kaum beeinträchtigt.

8. Der hörbare Schall befindet sich in einem Frequenzbereich von ca. 20–20.000 Hz und ist zudem abhängig von seiner Lautstärke. Da das menschliche Gehör, ähnlich wie der Visus, individuell variabel ist und im Laufe des Lebens deutlichen Veränderungen unterliegt, sind auch die Grenzen des Hörbaren individuell verschieden. [...] Schall überträgt sich als Welle über Schwingungen von Teilchen in einem Medium. Demnach ist die Ausbreitung stark umgebungsabhängig. Selbst die Lufttemperatur hat Einfluss auf die Ausbreitungsgeschwindigkeit. Der Begriff „Impedanz" beschreibt dieses Phänomen des materialabhängigen Schallwellenwiderstands. Sie berechnet sich aus dem Produkt der Dichte des Mediums und der Ausbreitungsgeschwindigkeit (Einheit: Ns/m^3).

   Welche Aussage kann aus dem Text abgeleitet werden?

   A) Die Einheit der Impedanz ist N/m^3.
   B) Der hörbare Frequenzbereich sinkt im Laufe des Lebens.
   C) Die Dichte eines Mediums beeinflusst die Ausbreitungsgeschwindigkeit des Lichts.
   D) Die Lufttemperatur hat einen Einfluss auf das Sehvermögen.
   E) Schall existiert nicht im Vakuum.

9. Der Calcium- und Phosphathaushalt ist ein komplexes System mit vielen Einflussgrößen. Die Resorption beider Stoffe über den Darm, die renale Ausscheidung sowie Ein- und Ausbau in die Knochenmatrix sind dabei hormonell gesteuert. Die Aufgabe des Parathormons ist es, den Calciumspiegel im Blut konstant zu halten. Vitamin D3 (Calcitriol) fördert die Homöostase des Calcium- und Phosphatspiegels sowie die Knochenmineralisierung. Beide Stoffe erhöhen den Calciumspiegel – Parathormon jedoch auf Kosten der Knochen und Vitamin D zugunsten dieser. Calcitonin spielt beim Menschen nur eine untergeordnete Rolle. Es ist als Medikament zur Senkung des Calciumspiegels einsetzbar.

   Welche Aussage kann aus dem Text abgeleitet werden?

   A) Vitamin D3 und Parathormon wirken entgegengesetzt (antagonistisch).
   B) Calcium spielt beim Menschen nur eine untergeordnete Rolle.
   C) Knochen bestehen u. a. aus Calcium.
   D) „Homöostase" beschreibt das Gleichgewicht im Calcium- und Phosphathaushalt.
   E) Die Resorption von Calcitriol erfolgt im Darm.

10. Psychodynamische Therapien werden angewendet, wenn das Selbstkonzept des Patienten und dessen Struktur der Persönlichkeit verändert werden sollen. Hierzu zählt auch die klassische Psychoanalyse nach Freud. Verhaltenstherapeutische Maßnahmen werden hingegen ergriffen, um dysfunktionale Kognitionen und Verhaltensweisen zu modifizieren. Dabei kommen auch Entspannungstechniken zum Einsatz. Humanistische Verfahren sollen den Umgang der psychisch Erkrankten mit ihrer Störung verbessern. Systemische Therapie und Paartherapie beziehen sich auf das Umfeld das Patienten, sofern es als für die Erkrankung relevant angesehen wird. Allen Therapiemöglichkeiten gemein ist, dass mithilfe von Gesprächen und möglicherweise durch medikamentöse Ergänzung die Remission oder gar Heilung psychischer Erkrankungen angestrebt wird.

    Welche Aussage kann aus dem Text abgeleitet werden?

    A) Psychodynamik zielt auf das Bewusstsein ab.
    B) Die Psychoanalyse ist eine Form der Verhaltenstherapie.
    C) Die Verhaltenstherapie basiert auf der Annahme, dass ungünstige Denk- und Verhaltensweisen psychische Störungen bewirken.
    D) Das Umfeld des Patienten ist Gegenstand aller Therapiemöglichkeiten.
    E) Der Text geht auf die Unterschiede von Systemischer Therapie und Paartherapie ein.

11. Bei größeren operativen Eingriffen kommt eine Allgemeinanästhesie zum Einsatz, um eine Operation unter kontrollierten Bedingungen zu ermöglichen und bei etwaigen Komplikationen wie Blutverlust, Tachykardie oder Hypovolämie adäquat reagieren zu können. Dabei erfolgt eine künstliche Beatmung des Patienten über eine (Larynx-)Maske oder Intubation. Eine Narkose wird durch Beeinflussung mehrerer Komponenten erreicht: 1. Bewusstseinsverlust (Hypnose) durch den Einsatz intravenöser Hypnotika oder volatiler Narkotika; 2. Schmerzverlust (Analgesie) durch Einsatz von Opioiden; 3. Erinnerungsverlust (Amnesie) als Folge des Einsatzes von Hypnotika; 4. Erschlaffung der Muskulatur (Relaxation) durch Muskelrelaxantien; sowie 5. Verlust der Reflexaktivität (Areflexie) durch Anästhetika, Opioide und Muskelrelaxanzien.

    Welche Aussage kann aus dem Text abgeleitet werden?

    A) Opioide wirken analgetisch.
    B) Eine Amnesie beschreibt den Bewusstseinsverlust.
    C) Künstliche Beatmung verhindert zumeist eine Tachykardie.
    D) Hyponotika werden immer intravenös verabreicht.
    E) Narkotika wirken ähnlich wie Opioide.

12. Die Plasmamembran von Bakterien und Eukaryoten ist aus Glycerinestern aufgebaut, die der Archaeen dagegen aus Glycerinethern. Diese sind mit Isoprenoiden verknüpft. Die hydrophoben Teile werden hier nicht aus Fettsäuren, sondern aus verknüpften Isopren-Einheiten gebildet. Archaeen besitzen kein Murein in ihrer Zellwand, sondern ein Pseudomurein bzw. Pseudopeptidoglycan. Pseudopeptidoglycan ist ein Polysaccharid, an das kurze Aminosäureketten gebunden sind. Die N-Acetylosaminuronsäure ersetzt hier die N-Acetylmuraminsäure des Peptidoglycans. Das Pseudomurein baut sich also aus Ketten aus sich abwechselnden N-Acetylglucosamin- und N-Acetylalosaminuronsäure-Einheiten, die beta-1,3-glykosidisch miteinander verknüpft sind, auf. Manche Archaeen haben gar keine Zellwand.

    Welche der folgenden Aussagen lässt sich oder lassen sich aus den Inhalten des Textes ableiten?

    I. Glycerinether bestehen aus Isoprenoiden.
    II. Die Plasmamembran der Archaeen besteht aus Glycerinestern.
    III. Bei Archaeen handelt es sich nicht um Bakterien.
    IV. In den Zellwänden von Archaeen befinden sich Aminosäuren.

    A) Aussagen I und III.
    B) Aussagen II und IV.
    C) Aussagen III und IV.
    D) Jede der Aussagen.
    E) Nur Aussage IV.

13. Unter dem Begriff koronare Herzkrankheit (KHK) fasst man alle Erkrankungen der Koronararterien bzw. ihrer Äste zusammen, die durch Verengung (Stenose) zu einer Minderdurchblutung des Herzens führen. Die dadurch entstehende Sauerstoffmangelversorgung (Myokardischämie) führt klinisch zur Angina pectoris. Charakteristisch ist ein thorakales Engegefühl und meist retrosternale Schmerzen, die sich nach Belastung auf linken Arm und Halsregion ausdehnen können. Weitere Zeichen sind Kurzatmigkeit und Schwitzen als allgemeine Zeichen einer Sympathikusaktivierung. Bei anhaltender Ischämie oder Verschluss eines Koronararterienastes kommt es zu Nekrose und damit zu einem Herzinfarkt. Die für eine Ischämie besonders sensitiven Herzmuskelzellen (Kardiomyozyten) liegen in der Innenschicht des Myokards, da diese am schlechtesten durchblutet werden und daher als erste zerstört werden („letzte Wiese").

    Welche Aussage kann aus dem Text abgeleitet werden?

    A) Eine Angina pectoris ist gleichbedeutend mit einer Myokardischämie.
    B) Das sympathische Nervensystem bewirkt u. a. das Schwitzen.
    C) Die „letzte Wiese" beim Herzinfarkt liegt in den äußeren Schichten des Herzmuskels.
    D) Das Blut der Koronararterien gelangt auf direktem Wege in die Vorhöfe.
    E) Kopfschmerzen können theoretisch auf einen Myokardinfarkt hindeuten.

14. Die ständige Notwendigkeit, gealtertes Membranmaterial gegen neu synthetisiertes auszutauschen führt zu kontinuierlichen Vesikeltransporten aus dem trans-Golgi-Bereich in Richtung Plasmalemm, und vom Plasmalemm in Richtung lysosomales System. Auf diesem Weg werden kontinuierlich auch Vesikelinhalte in den Extrazellulärraum freigesetzt und damit sezerniert. Dieser Weg ist deswegen konstitutiv, weil er bereits zum Selbsterhalt und zur Stabilisierung der Membranen einzelner Zellen funktionieren muss. Es handelt sich also nicht in erster Linie um einen spezifischen Sekretionsvorgang, der schon im Dienst des Gesamtorganismus steht. Diese Form der Sekretion wird aber trotzdem im Organismus instrumentalisiert, um kontinuierliche Sekretion von Produkten der Zellen in den Extrazellulärraum zuwege zu bringen. Ein typisches Beispiel für Sekretionsvorgänge auf dem konstitutiven Weg ist die Produktion von Bindegewebsfasern und anderen extrazellulären Komponenten des Bindegewebes durch die Bindegewebszellen (sog. Fibroblasten).

    Welche der folgenden Aussagen lässt sich oder lassen sich aus den Inhalten des Textes ableiten?

    I. Nur Körperwachstum führt zu Vesikeltransporten aus dem trans-Golgi-Bereich.
    II. Konstitutive Sekretion steht in erster Linie im Dienst des Gesamtorganismus.
    III. Fibroblasten produzieren die Bindegewebszellen.
    IV. Das lysosomale System befindet sich außerhalb der Zellen (im Extrazellulärraum).

    A) Keine der Aussagen.
    B) Nur Aussage I.
    C) Nur Aussage II.
    D) Nur Aussage III.
    E) Nur Aussage IV.

15. Bei 10–20 % der Menschen unterbleibt der knöcherne Verschluss von Wirbelbögen und resultiert damit in einer Spina bifida. Die okkulte Variante der Spina bifida hat keinen Krankheitswert. Bei einer Spina bifida aperta bleibt der Schluss des Neuralrohrs jedoch zu weiten Teilen aus. Hierbei handelt es sich um eine schwerwiegende Erkrankung. Je nach Schwere kann das fehlgebildete Rückenmark noch von den Hirnhäuten umgeben sein (Meningomyelozele) oder gänzlich freiliegen (Rachischisis). Defekte im Kopfbereich ziehen gravierende Entwicklungsschäden des Gehirns mit sich (Anenzephalie), die im Regelfall nicht mit dem Leben vereinbar sind. Auch Variationen in der Anzahl der Wirbel sind möglich. Eine fehlende Abgliederung von Sklerotomen führt zu Blockwirbeln oder Halbwirbeln. Am 7. Hals- und 1. Lendenwirbel können Rippenanlagen ausgebildet sein.

    Welche Aussage kann aus dem Text abgeleitet werden?

    A) Bei der Rachischisis handelt es sich um eine besondere Form der Spina bifida aperta.
    B) Eine Spina bifida okkulta ist häufiger als eine Spina bifida aperta.
    C) Eine fehlende Abgliederung von Sklerotomen führt zu Lochwirbeln.
    D) Eine Spina bifida beschreibt den fehlenden Schluss des Neuralrohrs.
    E) Die Rippenanlagen entwickeln sich aus Sklerotomen.

16. Die drei großen Kopfspeicheldrüsen sind die Glandula (Gl.) parotidea, die Gl. submandibulairs und die Gl. sublingualis. Bei einer Sialadenose schwellen diese wiederholt und dann meist beidseitig an, bei einer Sialadenitis handelt es sich um akute und meist einseitige Entzündungen des Drüsenparenchyms. Beide Erkrankungen treten am häufigsten bei der Gl. parotidea auf. Die Sialolithiasis (Speichelsteinbildung) hingegen betrifft vor allem das aufsteigende Gangsystem der Gl. submandibularis, die unterhalb des Frenulums in der Cavitas oris mündet. Auch für Tumoren ist die Gl. parotidea am anfälligsten. Symptomatisch sind schmerzlose, progrediente Schwellungen der Drüse. Als Malignitätskriterium gilt die Fazialparese. Neben klinischen Untersuchungen haben bildgebende (z. B. sonographische) Verfahren in der Diagnostik einen hohen Stellenwert. Punktionen sind nicht notwendig.

    Welche Aussage kann aus dem Text abgeleitet werden?

    A) Die Gl. submandibularis liegt unterhalb des Frenulums.
    B) Die Gl. sialis ist eine Speicheldrüse.
    C) Eine Adenitis ist am ehesten eine Entzündung von Drüsengewebe.
    D) Eine Fazialparese deutet auf einen benignen Tumor der Gl. parotidea hin.
    E) Die Gl. parotidea ist häufiger von Tumoren betroffen als jede andere der vier Kopfspeicheldrüsen.

17. Die Gonaden und Genitalien reifen beim Menschen während der Pubertät aus. Auch die sekundären Geschlechtsmerkmale wie Sekundärbehaarung, Brustwachstum beim weiblichen oder der Stimmbruch beim männlichen Geschlecht fallen in diese Zeitspanne. Weiterhin ist die Pubertät durch erhöhtes Körperwachstum geprägt – allesamt Schritte vom Kind zum Erwachsenen. Die Einteilung der physischen Entwicklungsstufen erfolgt dabei mithilfe der Tanner-Stadien. Beim Mädchen beginnt die Pubertät üblicherweise im 11., beim Jungen im 13. Lebensjahr, wobei die individuelle Streubreite sehr hoch ist. Ein pathologisches Frühauftreten wird als Pubertas praecox bezeichnet. Auf Ebene des ZNS äußert sie sich in einer vorzeitigen Aktivierung des Hypothalamus-Hypophysen-Gonaden-Systems mit Ausschüttungen von Gonadotropin und GnRH. Die periphere Überproduktion von Geschlechtshormonen ohne GnRH-Erhöhung nennt man Pseudopubertas praecox.

    Welche Aussage kann aus dem Text abgeleitet werden?

    A) Anhand des GnRH-Spiegels lässt sich zwischen Pubertas praecox und Pseudopubertas praecox unterscheiden.
    B) Primäre Geschlechtsmerkmale entwickeln sich vor den sekundären.
    C) Die Pubertät beginnt bei Jungen etwas früher als bei Mädchen.
    D) Gonadotropin wird von den Gonaden gebildet.
    E) Die Tanner-Stadien helfen bei der Beurteilung der psychischen Reife.

18. Die Toxoplasmose ist eine durch Toxoplasma gondii verursachte Zoonose, bei der Zysten meist über Kontakt zu Katzen oder rohem Fleisch übertragen werden. Bei Immunkompetenz kommt es beim Großteil der Betroffenen zur harmlosen asymptomatischen Chronifizierung. Bei immunsupprimierten Patienten (z. B. mit HIV) kann eine zerebrale Toxoplasmose oder Retinochorioiditis toxoplasmotica mit letalen Folgen kommen. Eine besondere Bedeutung hat eine Erstinfektion während der Schwangerschaft, da die Mutter noch keine plazentagängigen IgG-Antikörper gebildet hat und der Erreger somit auf den Fetus übergehen kann. Dies zieht schwere Fehlbildungen nach sich.

    Welche Aussage kann aus dem Text abgeleitet werden?

    A) Eine Zoonose ist eine Form der Toxoplasmose.
    B) Eine zerebrale Toxoplasmose ist für Katzen meist nicht letal.
    C) Immunkompetenz erlangt man nach erfolgreicher Bekämpfung einer Krankheit (vgl. Windpocken).
    D) Für Personen mit HIV kann es sinnvoll sein, ihre Katze auf Toxoplasma gondii überprüfen zu lassen.
    E) Der Fetus kommt bis zur Geburt nicht mit Antikörpern der Mutter in Kontakt.

19. Das Herz-Kreislauf-System ist das erste funktionsfähige System des Embryos und das Herz kontrahiert bereits ab der 3. Entwicklungswoche. Die Herztätigkeit ist ab der 6. Woche post menstruationem sonographisch nachweisbar. Mit der Anlage der ersten Ursegmente entsteht um den 18. Tag im Bereich des viszeralen Mesoderms ein größeres Umfeld von Zellgruppen. Hieraus wird die kardiogene Platte gebildet. Dieser Zellverband formiert zunächst zwei Stränge, die sich zu Endokardschläuchen umbilden. Die Querfaltung und das Längenwachstum des Embryos führen zur Annäherung der Endokardschläuche. Im Bereich der Annäherung bildet sich umhüllend gallertiges Bindegewebe. Zur gleichen Zeit entsteht in unmittelbarer Umgebung das perikardiale Gewebe. Daraus wird die Perikardhöhle gebildet, die die Endokardschläuche umhüllt. Innerhalb dieser Perikardhöhle kommt es nun zu einem ständigen Wandel der Herzanlage.

    Welche Aussage kann aus dem Text abgeleitet werden?

    A) Die Herztätigkeit ist bereits 6 Wochen nach der Befruchtung messbar.
    B) Das Herz entwickelt sich aus vier Endokardschläuchen.
    C) Das Herz besteht aus Perikard.
    D) Alle Zellen entwickeln sich aus dem viszeralen Mesoderm.
    E) Die kardiogene Platte entsteht nach dem 15. Tag der Schwangerschaft.

20. Nur etwa 10 % des aufgenommenen Eisens werden resorbiert. Das Fe^{3+} aus der Nahrung wird im Magen-Darm-Trakt durch reduzierende Agenzien, wie z. B. SH-Gruppen enthaltende Cysteine in der Nahrung, Vitamin C und eine Ferrireduktase, zu Fe^{2+} reduziert und dann über den DMT1-Transporter von den Mukosazellen aufgenommen. In der Mukosazelle wird das Eisen über Mobilferrin auf die basolaterale Seite transportiert und dort an Apotransferrin, das Eisentransportprotein im Blut, abgegeben. Dazu muss das Eisen einen weiteren Metalltransporter (IREG) passieren, der mit Hephaestin assoziiert ist. Hephaestin oxidiert Fe^{2+} zu Fe^{3+}. Überschüssiges Eisen wird in den Mukosazellen an Ferritin gebunden und im Zytosol gespeichert (sog. Mukosablock).

    Welche der folgenden Aussagen lässt sich oder lassen sich aus den Inhalten des Textes ableiten?

    I. Etwa 90 % des aufgenommenen Eisens werden nicht resorbiert.
    II. Vitamin C ist an der Reduktion von Eisen-Ionen beteiligt.
    III. Fe^{3+} wird über den DMT1-Transporter in die Mukosazellen aufgenommen.
    IV. Mittels Ferritin kann Eisen im Zytosol gespeichert werden.

    A) Aussagen I, II und IV.
    B) Aussagen II, III und IV.
    C) Jede der Aussagen.
    D) Aussagen II und IV.
    E) Aussagen I, II und III.

21. Proteine werden im Magen denaturiert und durch Pepsin in ihre Aminosäuren zerlegt. Proteolyse geschieht zum einen nach Nahrungsaufnahme im Darm, zum anderen bauen Zellen körpereigene Proteine ab. Initiiert wird der Abbau dabei i. d. R. durch eine Transaminierung, eine Desaminierung oder eine Decarboxylierung. Wichtige Elemente des intrazellulären Proteinabbaus sind Lysosomen mit verschiedenen proteolytischen Enzymen sowie Proteasomen. Hierbei handelt es sich um frei im Zytosol vorkommende Proteinkomplexe, die v. a. falsch gefaltete und gealterte Proteine unter ATP-Verbrauch abbauen. Dafür müssen sie zuvor mit Ubiquitin, einem kleinen Peptid aus 76 Aminosäuren, markiert werden. Das Ubiquitin wird dabei kovalent über eine Amidbindung an das abzubauende Protein gebunden. Proteasomen katalysieren die Spaltung von Peptidbindungen.

    Welche der folgenden Aussagen lässt sich oder lassen sich aus den Inhalten des Textes ableiten?

    I. Lysosomen können Proteine in ihre Aminosäurebestandteile zerlegen.
    II. Proteasomen sind Protein-abbauende Proteine.
    III. Ubiquitin ist ein proteolytisches Enzym.
    IV. Die Decarboxylierung ist ein Teilschritt der Proteolyse.

    A) Jede der Aussagen.
    B) Aussagen I, II und IV.
    C) Aussagen I und II.
    D) Aussagen III und IV.
    E) Nur Aussage II.

22. Die äußere Leichenschau reicht in der Regel nicht aus, um die Todesursache festzustellen. Bei der Klassifikation werden verschiedene Todesursachen unterschieden. Ein natürlicher Tod setzt die Abwesenheit von Hinweisen auf schädliche Fremdeinwirkungen voraus. Es erfolgt eine für die konkrete Todesursache charakteristische Anamnese mit deutlichen Befunden für das ursächliche Krankheitsbild. Der nichtnatürliche Tod ist extern beeinflusst. Hierbei muss es sich nicht notwendig um Fremdverschulden handeln, auch Unfälle und Suizide gehören neben Tötungsdelikten dazu. Nach gründlicher Untersuchung der Todesursache stellt der Arzt den sog. Totenschein aus. Bei natürlicher Todesursache kann es zu klinischen Nachuntersuchungen kommen, bei nichtnatürlichem Tod wird die Leiche der Rechtsmedizin bzw. Staatsanwaltschaft vorgeführt.

    Welche Aussage kann aus dem Text abgeleitet werden?

    A) Durch die äußere Leichenschau lässt sich der Grund des Versterbens prinzipiell feststellen.
    B) Beim nichtnatürlichen Tod stellt der Arzt den sog. Totenschein aus.
    C) Die Leichenschau zählt zur sog. Anamnese.
    D) Tod durch einen Herzinfarkt ist ein Beispiel für einen nichtnatürlichen Tod.
    E) Jeder Tote wird in Deutschland einer Leichenschau unterzogen.

23. Chorea Huntington ist gekennzeichnet durch Instabilität der CAG-repeats im Huntingtin-Gen, wodurch das Huntingtin-Protein verändert wird. Dieses veränderte Huntingtin scheint toxische Effekte zu haben, sodass es zu Amyloid-ähnlichen Ablagerungen, einem gestörten Glukosestoffwechsel und damit einer erhöhten Empfindlichkeit der betroffenen Zellen gegenüber oxidativem Stress kommt. Es folgt zunächst ein irreversibler Untergang GABAerger Neurone im Striatum sowie langfristig im Thalamus und Cortex. Die Zerstörung striataler Neurone beeinträchtigt den Nucleus subthalamicus, der daraufhin weniger hemmende Neurone im Pallidum sowie der Substantia nigra aktiviert. Der Thalamus wird weniger gehemmt. Es kommt zu überschießenden, unwillkürlichen Bewegungen (Hyperkinesien). Neben diesen extrapyramidalmotorischen Bewegungsstörungen kommt es bei der Chorea Huntington jedoch auch zu vielseitigen psychiatrischen Symptomen wie Psychosen, Wesensveränderungen und Affektstörungen. Da die Erkrankung nicht heilbar ist, verstirbt der Großteil der Patienten an Atemlähmung oder Aspirationspneumonien.

    Welche Aussage kann aus dem Text abgeleitet werden?

    A) Der Thalamus wirkt bewegungshemmend.
    B) GABAerge Neurone wirken bewegungsfördernd.
    C) Die Substantia nigra wirkt bewegungsfördernd.
    D) Der Nucleus subthalamicus wirkt bewegungshemmend.
    E) Das Pallidum wirkt dem Cortex entgegen.

24. Aufgrund der komplizierten Entwicklung des Herzens kann es zu zahlreichen Fehlbildungen kommen. Neben isolierten Ventrikelseptumsdefekten können auch kombinierte Defekte auftreten, wie z. B. das Krankheitsbild Fallot-Tetralogie (9 %). Hierbei liegt ein hoher Ventrikelseptumsdefekt, eine über dem Ventrikelseptum „reitende" Aorta, eine Pulmonalstenose und eine Rechtsherzhypertrophie vor. Kinder sind zyanotisch, weil desoxygeniertes Blut in den Körper-Kreislauf und zu wenig Blut in den Lungen-Kreislauf gelangt. [...] Erfolgt die Unterteilung durch das Septum aorticopulmonale nicht spiralig, kommt es zur Transposition der großen Gefäße (5 %), bei der die Aorta aus dem rechten, der Truncus pulmonalis aus dem linken Ventrikel entspringt. Diese Konstellation ist nur lebensfähig, wenn weitere Fehlbildungen des Herzens vorliegen, über die ein Blutaustausch zwischen großem und kleinem Kreislauf möglich ist. Solch schwerwiegende kongenitale Herzfehler müssen häufig bereits früh postnatal chirurgisch versorgt werden. Neben der Herztransplantation haben sich auch rekonstruierende OP-Techniken wie etwa nach Fontan oder Norwood etabliert.

    Welche Aussage kann aus dem Text abgeleitet werden?

    A) Bei der Fallot-Tetralogie handelt es sich um einen isolierten Ventrikelseptumdefekt.
    B) Geht man davon aus, dass die Aorta physiologischerweise aus einem der beiden Ventrikel entspringt, ist dies normalerweise der linke.
    C) Es gilt: Je mehr Fehlentwicklungen des Herzens, desto schlechter die Prognosen.
    D) Bei einer Stenose schließen die Herzklappen unvollständig.
    E) Eine Zyanose entwickelt sich u. a., weil desoxygeniertes Blut in den Lungen-Kreislauf gelangt.

Übungsset 4

Beantworten Sie die Fragen zu folgenden medizinisch-naturwissenschaftlichen Texten. (TMS: 60 Min. für 24 Aufgaben, EMS: 50 Min. für 20 Aufgaben)

1. Häm ist eine Komplexverbindung aus Porphyrin und einem Eisen-Ion, das im Zentrum des Häms liegt. Das Abbauprodukt des Häms ist Bilirubin. Da es für den Körper keinen weiteren Nutzen besitzt, muss es ausgeschieden werden. Zu hohe Werte können sogar toxisch wirken. Aufgrund der Lipophilie des Bilirubins muss es zum Transport an Albumin gebunden und zur weiteren Ausscheidung konjugiert, d. h. wasserlöslich gemacht werden. Ist der Bilirubinstoffwechsel gestört, lagert sich der Farbstoff in der Haut ab und imponiert als Ikterus. Grund hierfür können Gallensteine oder Bauchspeicheldrüsentumore sein, sodass ein Ikterus auch in der Diagnostik weiterer Erkrankung untersucht werden muss.

   Welche der folgenden Aussagen lässt sich oder lassen sich aus den Inhalten des Textes ableiten?

   I. Häm besteht aus vier Eisen-Ionen.
   II. Bilirubin ist am ehesten wasserlöslich.
   III. Albumin ist am ehesten wasserlöslich.
   IV. Die individuelle Hautfarbe basiert vornehmlich auf dem Gehalt an Bilirubin in der Haut.

   A) Nur Aussage I.
   B) Nur Aussage II.
   C) Nur Aussage III.
   D) Nur Aussage IV.
   E) Aussagen II und IV.

2. In Deutschland besteht eine gesetzliche Versicherungspflicht. Selbstständige und Arbeitnehmer, deren Einkommen eine Grenze von rund 54.000 € brutto pro Jahr übersteigt, können zwischen einer gesetzlichen (GKV) und einer privaten Krankenversicherung (PKV) wählen. Pflichtversicherte können private Zusatzversicherungen abschließen, nicht berufstätige Ehepartner und Kinder sind in der GKV im Rahmen der Familienversicherung kostenlos mitversichert. Nach dem Solidaritätsprinzip richten sich die Beiträge der GKV am individuellen Einkommen, derzeit 15,5 % des Gehalts, wobei dieser Satz paritätisch vom Arbeitsgeber bezahlt wird. Ab einer bestimmten Einkommensgrenze (Beitragsbemessungsgrenze) bleibt der Krankenkassenbeitrag jedoch konstant. Über den Risikostrukturausgleich wird finanziell zwischen den Kassen ausgeglichen, wenn eine Kasse z. B. über viele „teure" (z. B. alte, multimorbide) Patienten verfügt.

   Welche Aussage zur Krankenversicherung in Deutschland trifft zu?

   A) Ehepartner sind in der GKV prinzipiell mitversichert.
   B) Die Beiträge zur PKV betragen derzeit 15,5 % des Gehalts.
   C) Jeder Deutsche kann frei zwischen PKV und GKV wählen.
   D) Der Arbeitgeber steuert einen Teil zur GKV bei.
   E) Der Risikostrukturausgleich bedeutet, dass junge, gesunde Menschen für alte und kranke zahlen.

3. Der sog. Labeling-Ansatz ist in den 1960er-Jahren als Gegenbewegung zu den damals vorherrschenden medizinischen Konzepten entstanden und räumt dem Einfluss der Gesellschaft bei der Entstehung psychischer Störungen einen zentralen Stellenwert ein (psychosozialer Ansatz). Die Gesellschaft definiert, was „normal" und was „krank" ist und etikettiert dadurch Personen, die von der konstruierten Norm abweichen. Erst durch diese Etikettierung übernimmt die betroffene Person, der Theorie nach, ihre Rolle als psychisch erkrankte und entwickelt die eigentliche Störung. Diese Annahme hat sich jedoch als nicht vollends gültig erwiesen. Die Stigmatisierung durch die Gesellschaft ist vielmehr Folge der psychischen Erkrankung. Jedoch können die negativen Folgen der Stigmatisierung den Verlauf der Erkrankung negativ beeinflussen.

   Der Labeling-Ansatz ...

   A) ... geht davon aus, dass die Gesellschaft v. a. negative Einflüsse auf die Psyche hat.
   B) ... definiert Stigmatisierung als eine zentrale Ursache psychischer Störungen.
   C) ... definiert Stigmatisierung als ein Symptom psychischer Störungen.
   D) ... beschreibt eine sozialistische Komponente psychischer Erkrankungen.
   E) ... konnte bisherigen Falsifizierungsversuchen standhalten.

4. In der Mikrobiologie zählt die Gramfärbung zu den Standard-Färbeverfahren. Sie basiert darauf, dass die Zellwand grampositiver Bakterien (z. B. Bacillus subtilis, Micrococcus luteus etc.) den Farbstoff zurückhält, während er bei gramnegativen Bakterien (z. B. Escherichia coli, Pseudomonas fluorescens etc.) ausgewaschen werden kann. Bakterienfärbungen werden an hitzefixierten Zellen durchgeführt. Das Untersuchungsmaterial wird in einem Wassertropfen auf einem Objektträger resuspendiert und der Tropfen mit der kurzen Kante eines zweiten Objektträgers ausgestrichen. Nach völliger Trocknung wird der Ausstrich fixiert. Dazu wird der Objektträger mehrmals langsam durch die Flamme des Bunsenbrenners geführt. Im Anschluss wird mit Gentianviolettlösung gefärbt und anschließend mit Lugol'scher Lösung nachgespült. Entfärbt wird mit 96%-igem Ethanol solange, bis kein Farbstoff mehr darin gelöst ist. Zum Schluss wird mit Safraninlösung nachgefärbt und übrige Flüssigkeit abgetupft.

   Welche Aussage zur Gramfärbung ist aus dem Text ableitbar?

   A) Mit der Gramfärbung können (fast) alle Bakterienarten sichtbar gemacht werden.
   B) Pseudomonas-Stämme reagiert grampositiv.
   C) Der eigentliche Gram-Farbstoff ist am ehesten Gentianviolett.
   D) Eine Alternative zur Gramfärbung ist die Safraninfärbung.
   E) Die Fixierung der Bakterien bei der Gramfärbung erfolgt mittels Lugol'scher Lösung.

5. Kohlenhydrate sind neben Proteinen und Fetten eine der drei Hauptnährstoffe und für die Energieversorgung des Körpers zuständig. Sie bestehen aus Monosacchariden, die entweder einzeln oder polymerisiert zu Di-, Oligo- oder Polysacchariden vorliegen können. Die langen Ketten werden im Mund und Dünndarm wieder zu Monosacchariden wie Glukose, Fruktose oder Galaktose zerlegt, aus denen ATP gewonnen werden kann. Gespeichert wird Glukose, der mengenmäßig wichtigste Einfachzucker, in Form von Glykogen in Leber, Niere und der Muskulatur. Bei Nahrungskarenz können die Glykogenspeicher abgebaut und der Blutzuckerspiegel damit konstant gehalten werden. Im Vergleich zum Fettstoffwechsel geht dies relativ schnell.

   Welche der folgenden Aussagen lässt sich oder lassen sich aus den Inhalten des Textes ableiten?

   I. Nur Einfachzucker enthalten Energie.
   II. Nahrungskarenz bedeutet am ehesten „Nahrungsaufnahme über den gesundheitlichen Bedarf hinaus".
   III. Glukose wird in der Muskulatur in Form von Glykogen gespeichert.
   IV. Proteine sind nicht für die Energieversorgung zuständig.

   A) Keine der Aussagen.
   B) Nur Aussage II.
   C) Aussagen I und III.
   D) Aussagen III und IV.
   E) Nur Aussage III.

6. Neben Viren, Bakterien, Pilzen, Würmern und anderen Keimen können auch fehlgefaltete Proteine (sog. Prionen) Krankheiten verursachen. Ein Beispiel hierfür ist die Krankheit Creutzfeld-Jakob. Prionen kommen vor allem im Gehirn vor. Dabei sind nicht alle Prionen pathogen, es gibt auch physiologische Varianten. Normalerweise besteht der Großteil des Prions aus α-Helices und ein kleiner Teil aus β-Faltblattstrukturen. Bei pathologisch veränderten Prionen sind die Verhältnisse genau umgekehrt. Diese abnormalen Prionen können gesunde Prionen „infizieren", indem sie bei ihnen ebenfalls Konformationsänderungen verursachen. Damit ist auch Creutzfeld-Jakob chronisch-progredient. Die veränderten Proteine sind unlöslich und lagern sich in den Zellen des Gehirns ab. Sie sterben dadurch langfristig ab und es kommt zu einer spongiformen Enzephalopathie.

   Welche der folgenden Aussagen lässt sich oder lassen sich aus den Inhalten des Textes ableiten?

   I. Prionen sind prinzipiell unlöslich.
   II. Creutzfeld-Jakob ist eine spongiforme Enzephalopathie, bei der die Prion-Proteine größtenteils aus α-Helices bestehen.
   III. Von Prionen-Erkrankungen geht keine Ansteckungsgefahr aus.
   IV. Prionen sind immer schädlich für das menschliche Gehirn.

   A) Aussagen I und II.
   B) Aussagen I, II und III.
   C) Aussagen I, III und IV.
   D) Keine der Aussagen.
   E) Aussage IV.

7. Im Körper läuft ständig eine unvorstellbar große Zahl an chemischen Reaktionen gleichzeitig ab. Doch nicht alle dieser Reaktionen laufen von allein ab – sie sind auf die Beteiligung von Enzymen angewiesen, die die Reaktionen katalysieren. Damit das fragile Reaktionsgleichgewicht nicht aus dem Gleichgewicht gebracht wird, müssen eine Reihe von Eigenschaften gegeben sein. So müssen Enzyme z. B. substratspezifisch sein, d. h. „ihr" Substrat erkennen und über komplementäre Strukturen ausschließlich an dieses anbinden (Schlüssel-Schloss-Prinzip). Auch Reaktionsspezifität gehört zu den notwendigen Bedingungen der enzymatischen Katalyse. Die Enzyme setzen ihr Substrat nur auf eine bestimmte Weise um. Dies gelingt, indem das Enzym auf immergleiche Weise an das Substrat anbindet. Schließlich müssen Enzyme auch stereospezifisch sein und nur auf eines von mehreren Stereoisomeren reagieren.

   Welche der folgenden Aussagen lässt sich oder lassen sich aus den Inhalten des Textes ableiten?

   I. Für jede chemische Reaktion existiert ein spezifisches Enzym.
   II. Ein Enzym katalysiert niemals zwei verschiedene Reaktionen oder bindet zwei verschiedene Stoffe.
   III. „Katalyse" ist der Oberbegriff für enzymatisch vermittelte Reaktionen.

   A) Aussagen I und II.
   B) Keine der Aussagen.
   C) Nur Aussage I.
   D) Nur Aussage II.
   E) Aussage III.

8. Ähnlich den basophilen Granulozyten befinden sich im Zytoplasma der Mastzellen zahlreiche Granula mit Histamin und Heparin, die u. a. eine Vasodilatation und Chemotaxis der Entzündungszellen bewirken. Damit spielen Mastzellen eine wichtige Rolle bei Allergien, insbesondere bei allergischen Sofortreaktionen. Darüber hinaus sind sie an der Wundheilung und der Abwehr von Pathogenen beteiligt. Ihre Aktivierung erfolgt hauptsächlich über Stimulation der Immunglobulin-E-Rezeptoren. Dieses Immunglobulin wird von B-Lymphozyten produziert. Neben Histamin und Heparin weisen Mastzellen auch verschiedene Serin-Proteinasen, Prostaglandine, Leukotriene und Zytokine auf. Es handelt sich also um funktionell sehr vielgestaltige Immunzellen, die an zahlreichen Prozessen der Abwehr beteiligt sind.

   Welche Aussage kann aus dem Text abgeleitet werden?

   A) Immunglobulin E wird von T-Lymphozyten hergestellt.
   B) Leukotriene haben eine ähnliche Wirkung wie Histamin und Heparin.
   C) Mastzellen gehören zur spezifischen Immunabwehr.
   D) Allergische Reaktionen werden u. a. durch Histamin und Heparin hervorgerufen.
   E) Immunglobuline haben Serin-Protease-Wirkung.

9. Neutrophile Granulozyten gehören zu den Phagozyten (Fresszellen) der menschlichen Immunabwehr. Ihren Namen erhielten sie durch ihr unspezifisches histologisches Färbeverhalten. Sie sind Teil des unspezifischen Abwehrsystems und phagozytieren eingedrungene Fremdkörper und Mikroorganismen. Im Prozess der Emigration wandern die Neutrophilen zu den Fremdkörpern und nehmen diese auf. Eine Vielzahl von Enzymen hilft ihnen beim Abbau des aufgenommenen Materials. Eosinophile Granulozyten enthalten Granula, die sich mit Eosin rot färben lassen. Die Granula enthalten ebenfalls einen Enzymcocktail aus Peroxidasen, Proteasen und Katalasen. Sie reagieren auf spezielle Lockstoffe wie z. B. Histamin, das von den Mastzellen freigegeben wird. Zum Einsatz kommen eosinophile Granulozyten vor allem bei allergischen Reaktionen oder Parasiten-/Helminthen-Befall. Basophile Granulozyten färben sich ihrem Namen nach mit basischen Farbstoffen. Aktiviert werden sie über IgE-Rezeptoren und setzen dann Histamin, Heparin und Proteasen ihrer Granula frei.

   Welche der folgenden Aussagen lässt sich oder lassen sich aus den Inhalten des Textes ableiten?

   I. Neutrophile Granulozyten nutzen Enzyme zum Abbau.
   II. Basophile Granulozyten nutzen basische Granula zum Abbau der Erreger.
   III. Mastzellen produzieren Histamin bzw. schütten dieses aus.

   A) Aussagen I und II.
   B) Aussagen II und III.
   C) Aussagen I und III.
   D) Nur Aussage II.
   E) Jede der Aussagen.

10. Initiales Ereignis einer arteriosklerotischen Gefäßveränderung ist die Ablagerung von oxidiertem Low-density Lipoprotein (LDL) auf der Gefäßwand. Die Oxidation erfolgt besonders schnell an den mehrfach ungesättigten Fettsäure-Resten der Cholesterinester, die als Angriffspunkt für reaktive Sauerstoffspezies (ROS) dienen. Makrophagen in der Gefäß-Intima nehmen das oxidierte LDL auf und entwickeln sich so zu den für arteriosklerotische Plaques typischen Schaumzellen. Die meisten Arteriosklerosen entstehen sekundär durch Übergewicht und Bewegungsmangel und zeigen sich in einer Erhöhung der LDL-Konzentration im Blut. Es wird deutlich, dass die Ernährungsweise und der individuelle Fettstoffwechsel massiv Anteil haben an der Entstehung von Arteriosklerose.

    Welche Aussage trifft zu?

    A) Makrophagen können LDL abbauen.
    B) Übergewicht trägt weniger als Bewegungsmangel zur Entstehung von Arteriosklerosen bei.
    C) Saumzellen sind typisch für Arteriosklerosen.
    D) Arteriosklerose findet sich auch außerhalb der Blutgefäße.
    E) Manche Lipoproteine können oxidiert werden.

11. Glykogen ist das wichtigste Speicherkohlenhydrat im menschlichen Organismus. Es handelt sich bei Glykogen um ein stark verzweigtes Polymer aus Glucosemolekülen, die α-1,4-glykosidisch und α-1,6-glykosidisch miteinander verbunden sind. Glykogen kann dabei von Leber und Muskulatur gespeichert werden. Glucose aus der Nahrungsaufnahme gelangt über die Pfortader zur Leber, wo sie insulinunabhängig aufgenommen und in Glykogen umgewandelt wird. Die Leber kann Glucose auch wieder freisetzen und ist damit für die Glucosehomöostase wichtig. Die Muskulatur nimmt Glucose insulinabhängig auf und speichert sie als Glykogen, wenn der Energiebedarf bereits gedeckt ist. Bei Bedarf wird Glykogen zu Glucose-6-Phosphat umgewandelt. Der Muskel kann diese nicht weiter zu Glucose umwandeln, da ihm die Glucose-6-Phosphatase fehlt.

    Welche Aussage zum Glykogen-Stoffwechsel trifft zu?

    A) Glykogen besteht wiederum aus Untereinheiten zweier verschiedener Zucker.
    B) Glykogen kommt nur in Leber und Muskulatur vor.
    C) Glucose kann insulinabhängig und -unabhängig aufgenommen werden.
    D) Muskulatur kann Glykogen nicht abbauen, da hier ein entsprechendes Enzym fehlt.
    E) Die Pfortader entspringt in der Leber.

12. Stress ist als Ungleichgewicht zwischen Anforderungen (Stressoren) und den persönlichen Bewältigungsmöglichkeiten definiert. Eine genauere Betrachtung erlauben die Klassifizierungen Eustress für Anforderungen, die bewältigt werden können und daher als positiv und motivierend wahrgenommen werden, und Disstress, bei dem (v. a. externe) Anforderungen nur schwer erfüllt werden können und somit als Belastung wahrgenommen werden. Stress besteht dabei aus zwei Komponenten. Der Stressor ist ein Reiz, der eine Anforderung darstellt: Leistungsanforderungen des Umfelds, Zeitdruck, Reizüberflutung, Schlafmangel etc. Stress ist eine spezifische Anpassungsreaktion auf den Stressor. Der Begriff Diathese beschreibt die individuelle Empfindlichkeit gegenüber genannten Faktoren.

    Welche Aussage kann aus dem Text abgeleitet werden?

    A) Gemäß dem beschriebenen Modell ist Stress ist kein Zustand, sondern eine Reaktion.
    B) Kenntnis der Diathese eines Patienten sollte bei der Medikation keine Berücksichtigung finden.
    C) Disstress wirkt meist motivierend.
    D) Stress ist mit dem parasympathischen Nervensystem assoziiert.
    E) Das Burnout-Syndrom wird eher von Eustress ausgelöst.

13. Die reduzierten Coenzyme, die im Citratzyklus, der Beta-Oxidation oder durch den PDH-Komplex entstehen, können unmittelbar in die Atmungskette eingeschleust werden. NADH + H^+ der Glykolyse muss dagegen die Mitochondrienmembran passieren, um in die Matrix zu gelangen, da glykolytische Enzyme im Zytosol der Zelle lokalisiert sind. In der äußeren Mitochondrienmembran befinden sich zahlreiche Porine, die sie für viele kleine Moleküle permeabel macht. Ihr gegenüber stellt die innere Mitochondrienmembran eine nahezu unüberwindbare Hürde dar. Dies gilt auch für das im Zytosol gebildete NADH + H^+. Zum Ausgleich existieren mehrere Mechanismen für den Transport der Reduktionsäquivalente vom Zytosol in die Matrix.

    Welche Aussage kann aus dem Text abgeleitet werden?

    A) Die Mitochondrienmembran wird auch Zytosol genannt.
    B) Bei Porinen handelt es sich um Reduktionsäquivalente.
    C) Enzyme sind innerhalb der Zelle homogen verteilt.
    D) Die innere Mitochondrienmembran ist semipermeabel, d. h. nur von einer Seite durchlässig.
    E) Porine sind vermutlich Membrantransporter.

14. Das Cushing-Syndrom ist die klinische Ausprägung des Hypercortisolismus. Der Großteil der Erkrankungsfälle ist dabei durch äußere bzw. iatrogene Zuführungen von Glucocorticoiden bedingt, während endogene Cushing-Syndrome deutlich seltener sind. Hier lassen sich zentrale, ektope und adrenale Formen unterscheiden, wobei die erhöhte Hormonproduktion meist gutartigen Tumoren geschuldet ist. Infolge des veränderten Hormonspiegels zeigen sich als typische Symptome Stammfettsucht, Striae rubrae, eine periphere Muskelatrophie und bei Frauen zunehmende Menstruationsstörungen. Diagnostizierbar ist das Cushing Syndrom über die Bestimmung von ACTH und CRH im Blutplasma und durch verschiedene Suppressions- und Stimulationstests mit Messung des Cortisolspiegels, mit denen man zwischen den unterschiedlichen Syndromformen unterscheiden kann.

    Welche der folgenden Aussagen lässt sich oder lassen sich aus den Inhalten des Textes ableiten?

    I. Das Cushing-Syndrom kann durch falsche Behandlung mit Glucocorticoiden entstehen.
    II. Das hormonelle Ungleichgewicht beim Cushing-Syndrom kann Tumore herbeiführen.
    III. Menstruationsstörungen können auf Morbus Cushing hindeuten.
    IV. Menstruationsstörungen werden i. d. R. zur Diagnostik des Cushing-Syndrom herangezogen.

    A) Jede der Aussagen.
    B) Aussagen I, II und III.
    C) Aussagen II, III und IV.
    D) Aussagen I und III.
    E) Aussagen II und IV.

15. Das Glaukom entsteht durch erhöhten Augeninnendruck. Jede/r 10. Deutsche entwickelt in ihrem/seinem Leben pathologisch hohen Augeninnendruck und ca. ein Fünftel der Erblindungen in Deutschland sind auf diese Erkrankung zurückzuführen. Die hohe Erblindungsgefahr ist auf eine chronisch-progrediente Schädigung des Nervus opticus zurückzuführen. Es kommt zunächst zu Gesichtsfeldausfällen und schließlich zur Erblindung. Grund für die Erhöhung des Augeninnendrucks ist ein gestörter Abfluss des Kammerwassers, das vom Ziliarepithel in die hintere Augenkammer sezerniert wird und im gesunden Zustand über die vordere Augenkammer und das Trabekelwerk in den Schlemm-Kanal abfließt. Während die chronische Form in den Anfangsstadien meist symptomarm ist, äußert sich die Akutform in meist unmittelbaren Augenschmerzen mit eingeschränktem Visus. Entscheidend ist eine rasche medikamentöse oder operative Behandlung.

    Welche der folgenden Aussagen lässt sich oder lassen sich aus den Inhalten des Textes ableiten?

    I. Anhand der Angaben lässt sich nicht berechnen, wie viele Deutsche absolut aufgrund eines Glaukoms erblinden.
    II. Bei einem Glaukom kommt es zu sensiblen Ausfällen im Gesicht.
    III. Eine künstliche Ableitung des Kammerwassers könnte ein Glaukom vermutlich heilen.
    IV. Erhöhter Augeninnendruck schädigt meist die Linse.

    A) Nur Aussage II.
    B) Aussagen I, II und III.
    C) Aussagen III und IV.
    D) Aussagen II und IV.
    E) Aussagen I und III.

16. Die International Headache Society (IHS) unterscheidet drei Arten von Kopfschmerzen. Die primären Kopfschmerzen beschreiben den reinen „Kopf-Schmerz" als Hauptsymptom, ohne dass eine weitere strukturelle Erkrankung vorliegt. Hierzu zählen die Migräne, Spannungs- und Clusterkopfschmerzen. Sekundäre Kopfschmerzen sind Teil der Symptome einer anderen Erkrankung, durch die sie verursacht werden, wie das Schädel-Hirn-Trauma oder intrakranielle Raumforderungen. Auch durch Medikamente oder psychiatrische Erkrankungen können sie induziert werden. Kraniale Neuralgien, zentraler und primärer Gesichtsschmerz und andere Kopfschmerzen sind auf die sensorischen Afferenzen der betroffenen Bereiche zurückzuführen. Im Regelfall ist ein Teil des Nervus trigeminus betroffen, der über seine drei Hauptäste: Nervus ophthalmicus, Nervus maxillaris und Nervus mandibularis den Großteil des Kopfes (inkl. Haut und Hirnhäuten) sensorisch innerviert.

    Welche der folgenden Aussagen lässt sich oder lassen sich aus den Inhalten des Textes ableiten?

    I. Eine intrakranielle Raumforderung führt zu primären Kopfschmerzen.
    II. Die Hirnhäute werden u. a. vom Nervus trigeminus innerviert.
    III. Psychiatrische Erkrankungen reizen meist den Nervus facialis.
    IV. Im Text sind nicht alle von der IHS definierten Kopfschmerzarten aufgeführt.

    A) Nur Aussage IV.
    B) Nur Aussage II.
    C) Aussagen II, III und IV.
    D) Aussagen I und IV.
    E) Aussagen II und IV.

17. Bis auf wenige Ausnahmen wie z. B. Mykoplasmen verfügen Bakterien über eine Zellwand. Diese umgibt die Plasmamembran von außen und bildet ein stabilisierendes Exoskelett. Sie schützt das Bakterium vor chemischen Noxen und dem Zerplatzen durch osmotische Druckunterschiede. Auch sind in ihr die Fortbewegungsorganellen (Pili und Geißeln) verankert. Durch ihren Aufbau aus unterschiedlich dicken Murein-Schichten, bietet die Zellwand allerdings auch Ansatzpunkte für den effektiven Einsatz von Antibiotika gegen pathogene Bakterien. Die Eigenschaften eines Bakterienstamms lassen sich über die Gramfärbungen ermitteln. Gramnegative Bakterien wie z. B. E. coli besitzen einen einschichtigen Mureinsacculus, der nach der Gramfärbung rot imponiert. Eine Phospholipidmembran ist über Lipoproteine mit dem Murein verankert und enthält Lipopolysaccharide. Grampositive Bakterien verfügen über dicke Mureinschichten, die sich nach der Gramfärbung blau-violett darstellen. Zu ihnen zählen die meisten Staphylokokken und Streptokokken.

    Welche der folgenden Aussagen lässt sich oder lassen sich aus den Inhalten des Textes ableiten?

    I. Mykoplasmen verfügen über keine Zellwand.
    II. Eine Zellwand macht Zellen ggü. osmotischen Druckunterschieden resistenter.
    III. Eine Zellwand schützt nicht generell vor Antibiotika.
    IV. E. coli ist ein gramnegatives Bakterium.

    A) Aussagen I, II und IV.
    B) Aussagen II, III und IV.
    C) Aussagen I, II und III.
    D) Aussagen I, III und IV.
    E) Jede der Aussagen.

18. Die kastanienförmige Prostata (Vorsteherdrüse) ist ein wichtiger Teil des männlichen Geschlechtstrakts und produziert das saure Prostatasekret. Makroskopisch unterscheidet man einen Isthmus prostatae von einem Lobus medius, dexter und sinister. Klinisch relevant ist eine weitere Unterteilung in 5 Zonen: Die periurethrale Mantelzone bezeichnet die Drüsenausgangszone, die die Harnröhre manschettenartig umgibt. Die Zona anteromediana ist eine schmale, drüsenfreie Zone, die primär aus Muskulatur und Bindegewebe besteht und ventral der Harnröhre liegt. Es folgt eine paarige Transitzone, seitlich ausgehend von der proximalen periurethralen Mantelzone. Bei der zentralen Zone handelt es sich um die keilförmige Innenzone, in der der Ductus ejaculatorius verläuft. Die periphere Zone beschreibt die zirkuläre Außenzone, die den Großteil der Prostata ausmacht. Sie ist von einer bindegewebigen Kapsel umgeben.

Welche der folgenden Aussagen lässt sich oder lassen sich aus den Inhalten des Textes ableiten?

I. Die Prostata ist so groß wie eine Kastanie.
II. Makroskopisch unterscheidet man drei, klinisch fünf Zonen der Prostata.
III. Der Ductus ejaculatorius befindet sich in der zentralen Zone.
IV. Die Zona anteromediana enthält vereinzelt Drüsengewebe.

A) Nur Aussage I.
B) Nur Aussage II.
C) Nur Aussage III.
D) Nur Aussage IV.
E) Keine der Aussagen.

19. Im Rahmen der spezifischen Immunabwehr wandern dendritische Zellen zu sekundären lymphatischen Organen wie Lymphknoten und präsentieren die fremden Antigene dort den naiven Lymphozyten. T-Lymphozyten werden daraufhin aktiviert und entwickeln sich je nach Oberflächenmerkmal zu T-Helferzellen (CD-4; MHC II) oder zytotoxischen T-Zellen (CD-8; MHC I). Ein Teil wird auch zu T-Gedächtniszellen, die sich die Oberflächenmerkmale der Fremdkörper teils über mehrere Jahrzehnte „merken" können. Im Falle des erneuten Befalls kann die spezifische Immunabwehr dann viel schneller initiiert werden. Auf diesem Prinzip beruht auch die Funktionsweise von Impfstoffen. Indem die T-Lymphozyten Zytokine ausschütten, können sie sich selbst klonieren. Auch B-Lymphozyten werden durch Antigenkontakt aktiviert und differenzieren zu Antikörper-produzierenden Plasmazellen oder B-Gedächtniszellen. Antikörper markieren (opsonieren) Erreger und hemmen ihre Fortbewegung. Dadurch können sie leichter gefressen werden.

Welche der folgenden Aussagen lässt sich oder lassen sich aus den Inhalten des Textes ableiten?

I. Vor Präsentation der fremden Antigene werden Lymphozyten als naiv bezeichnet.
II. T-Gedächtniszellen nutzen ebenfalls den CD-8-Korezeptor.
III. T-Lymphozyten vermehren sich durch Eigenklonierung.

A) Nur Aussage I.
B) Nur Aussage II.
C) Nur Aussage III.
D) Aussagen I und II.
E) Aussagen I und III.

20. Die von der Präsynapse freigegebenen Transmitter binden von außen an postsynaptische Rezeptoren. Diese sind entweder über ionotrope oder metabotrope Mechanismen mit Na^+-Kanälen assoziiert. Der nikotinische Acetylcholin-Rezeptor (AChR) ist ein Beispiel für einen ionotropen Rezeptor. Binden zwei Transmitter an ihn, öffnet er sich und Na^+-Ionen strömen in die Postsynapse. Muskarinische AChR hingegen wirken metabotrop. Sie aktivieren ein G-Protein, das wiederum eine Phospholipase C aktiviert, welche letztendlich die Second messenger Diacylglycerol (DAG) und IP_3 aus PIP_2 synthetisiert. Second messenger können unter anderem postsynaptische Na^+-Kanäle öffnen. Geschieht dies bei ausreichend vielen Kanälen in einem annähernd gleichen Zeitintervall, strömen ausreichend Kationen in die Postsynapse, sodass der Schwellenwert überschritten wird und ein neues Aktionspotenzial entsteht. Erst die räumliche und zeitliche Summation der transsynaptischen Signale führen zur Erregungsleitung.

    Welche der Aussagen ist aus dem Text ableitbar?

    A) Unter idealen Bedingungen öffnet ein ACh einen nikotinischen AChR.
    B) Second messenger wie DAG und IP_3 können von G-Proteinen gebildet werden.
    C) Ionotrope Rezeptoren sind direkt mit Rezeptoren assoziiert, metabotrope nicht.
    D) PIP_2 ist ein Second messenger.
    E) Räumliche und zeitliche Summation gilt nur bei metabotropen Rezeptoren.

21. Neuronen verfügen über zwei Arten von Nervenzellfortsätzen: Dendriten und Axone. Während Dendriten baumartig verzweigte Fortsätze am Zellkörper sind, die die ankommenden Signale in Richtung Soma lenken, dienen Axone der Reizweiterleitung zur nächsten Nervenzelle bzw. dem Erfolgsorgan. Hinsichtlich ihres Aufbaus unterteilt man Axone in drei Segmente: 1. Das Initialsegment, welches unmittelbar auf den Axonhügel folgt, noch nicht myelinisiert ist und viele Na^+-Kanäle zur Initiation der Reizweiterleitung besitzt, 2. der Mittelteil mit Axonsegmenten und 3. das Endsegment mit seinen präsynaptischen Boutons. Die Zellmembran des Axons nennt man Axolemm, das Zytoplasma des Axons Axoplasma. Es enthält Neurofilamente und Neurotobuli als Stützskelett des Axons. Zudem umhüllt eine Gliascheide das Axon. In der Histologie eignet sich vor allem die Golgi-Versilberung als Färbung, da sie Initialsegmente, Dendriten und Perikaryen einzelner Neurone am besten darstellen kann.

    Welche der folgenden Aussagen lässt sich oder lassen sich aus den Inhalten des Textes ableiten?

    I. Dendriten leiten keine Reize weiter.
    II. Das Axolemm umgibt am ehesten das Axoplasma.
    III. Die Golgi-Färbung färbt Axone teilweise.
    IV. Das Axon wird u. a. von innen gestützt.

    A) Jede der Aussagen.
    B) Keine der Aussagen.
    C) Aussagen II und III.
    D) Nur Aussage II.
    E) Aussagen II, III und IV.

22. Für die Nozizeption sind freie Nervenendigungen zuständig, die über einen speziellen Rezeptorkanal verfügen, den TRV1-Kanal. Dieser findet sich in der Haut und fast jedem anderen Gewebe mit Ausnahme der parenchymatösen Organe und des Gehirns. Bei nozizeptorischen Fasern handelt es sich entweder um langsam leitende C-Fasern oder schnell leitende Aδ -Fasern. Das Besondere an freien Nervenendigungen ist, dass sie auf alle Vorgänge reagieren, die mit Gewebszerstörung einhergehen (multimodale Sensoren). Die Empfindlichkeit für Reize kann durch verschiedene Substanzen moduliert werden. Entzündungsmediatoren wie Histamin, Prostaglandine, Bradykinin oder Serotonin stabilisieren die Nozizeptoren, sodass auch leichte, üblicherweise nicht schmerzhafte Reize Schmerzleiden auslösen. Auch können über diese Stoffe inaktive Schmerzrezeptoren reaktiviert werden. Diese Mechanismen spielen insbesondere bei der Entstehung chronischer und neuropathischer Schmerzen eine besondere Rolle. Therapeutische Ansätze bestehen in der Nutzung von Antikonvulsiva oder Antidepressiva, die bestimmte Ionenkanäle der Nerven inhibieren und auf diese Weise die nozizeptive Reizleitung unterbinden. Medikamente wie Capsaicin können nach topischer Anwendung zur transienten Destruktion von Nervenfasern führen und auf diese Weise Schmerzen lindern.

    Welche Aussage kann aus dem Text abgeleitet werden?

    A) Freie Nervenendigungen reagieren auf Schnittverletzungen, nicht jedoch auf Verbrennungen.
    B) Die inneren Organe verfügen nicht über freie Nervenendigungen.
    C) Das Gehirn verfügt nicht über Schmerzrezeptoren (Nozizeptoren).
    D) C-Fasern sind schnell leitende Nervenfasern, die für Schmerzreaktionen entscheidend sind.
    E) Histamin kann mit TRV1-Kanälen interagieren.

23. Die Entwicklung der Extremitäten setzt etwa am 25. Tag ein, indem faltenförmige Knospen der oberen Extremitäten an der seitlichen Rumpfwand erscheinen. Etwa zwei Tage später sind auch die unteren Extremitäten-Knospen zu erkennen. Die Knospen bestehen aus einem mesenchymalen Kern und einem Überzug aus Ektoderm. Das Mesenchym geht aus dem parietalen Blatt des Mesoderms hervor, der Somatopleura. Am distalen Ende der bald paddelförmigen Knospen verdickt sich das Ektoderm zur Randleiste. Zwischen ihr und dem darunterliegenden Mesenchym, das die eigentliche Wachstumszone der Extremitäten darstellt, bestehen enge Wechselwirkungen. Die Randleistenzellen stimulieren das Mesenchym zu appositionellem Längenwachstum. Kurze Zeit nachdem die Zellen die Wachstumszone verlassen haben, bilden sie Knorpelblasteme, aus denen die Anlagen des hyalinen Primordialskeletts der Extremitäten entstehen.

    Welche Aussage kann aus dem Text abgeleitet werden?

    A) Randleiste und Mesenchym entwickeln sich unabhängig voneinander.
    B) Das knöcherne Primordialskelett entsteht aus den Knorpelblastemen.
    C) Bei der Somatopleura handelt es sich um den Ursprung des embryonalen Bindegewebes (Mesenchym).
    D) Die Extremitäten sind am 25. Tag bereits größtenteils ausgebildet.
    E) „Appositionelles Wachstum" ist gleichbedeutend mit „Breitenwachstum".

24. Das Innenohr (Auris interna) besteht anatomisch-funktionell aus zwei Bestandteilen: der Cochlea zum Hören und dem Vestibularorgan als Gleichgewichtsorgan. Die Cochlea ist eine schneckenförmige Struktur aus drei Kanälen: der Scala vestibuli, dem Ductus cochlearis und der Scala tympani. Scala vestibuli und Scala tympani stehen hierbei über das Helicotrema in Verbindung. Im Ductus cochlearis befindet sich mit dem Corti-Organ der eigentliche sensorische Anteil des Hörorgans. Gerät das Trommelfell durch Schallwellen in Schwingung, übertragen die drei Gehörknöchelchen (Malleus, Incus und Stapes) die Schwingung auf das ovale Fenster (Fenestra vestibuli). Dieses sitzt am Beginn der Scala vestibuli und überträgt die Schwingungen auf die in der Scala befindliche Flüssigkeit (Perilymphe). Eine Wanderwelle wandert durch die Scala vestibuli über das Helicotrema und schließlich über die Scala tympani bis zum ovalen Fenster (Fenestra cochleae), wo die Schwingung abgedämpft und beendet wird. Hierdurch wird das zwischen den Scalae gelegene Corti-Organ gereizt und die akustischen in elektrische Signale gewandelt. Diese werden über den Hörnerv in das Gehirn geleitet. Klinisch wird zwischen Schallleitungsstörungen und Schallempfindungsstörungen unterschieden. Schallleitungsstörungen betreffen die Schallleitung vom äußeren Ohr über das Trommelfell und die Gehörknöchelchen bis zum ovalen Fenster. Schallempfindungsstörungen entstehen durch Schädigung des Innenohrs, aber auch des Gehörnervs.

Welche der folgenden Aussagen lässt sich oder lassen sich aus den Inhalten des Textes ableiten?

I. Der Ductus cochlearis befindet sich in der Cochlea.
II. Aus dem Text geht nicht hervor, in welcher Lagebeziehung Scala vestibuli und Ductus cochlearis stehen.
III. Das Fenestra vestibuli gehört zum Hörorgan (nicht: Gleichgewichtsorgan).
IV. In der Scala vestibuli befindet sich Endolymphe.

A) Jeder der Aussagen.
B) Aussagen I, II und III.
C) Aussagen II, III und IV.
D) Aussagen I und III.
E) Aussagen II und IV.

Übungsset 5

Beantworten Sie die Fragen zu folgenden medizinisch-naturwissenschaftlichen Texten.
(TMS: 60 Min. für 24 Aufgaben, EMS: 50 Min. für 20 Aufgaben)

1. Prionen sind Glykoproteine, die im tierischen und menschlichen Organismus vorkommen. Das physiologische Prion Protein (PrP^C) befindet sich an der Zelloberfläche vor allem von Neuronen. Die genaue physiologische Funktion von PrP^C ist noch unbekannt. Es wird vermutet, dass es bei der Funktion des Langzeitgedächtnisses eine Rolle spielt. Daneben gibt es eine pathogene Variante des Proteins, die als PrP^{SC} bezeichnet wird. PrP^{SC} gilt als Auslöser der spongiformen Enzephalopathien. Hierzu zählen mitunter Creutzfeld-Jakob (CJD) beim Menschen oder die bovine spongiforme Enzephalopathie (BSE) beim Rind sowie neurodegenerative Erkrankungen wie Scrapie beim Schaf oder Kuru beim Menschen. Die Erkrankungen zeichnen sich durch Bildung von Proteinaggregaten aus, die zum Absterben von Nervenzellen führen. Dies führt zu Demenz und Bewegungsstörungen und innerhalb eines Jahres zum sicheren Tod.

   Welche der folgenden Aussagen lässt sich oder lassen sich aus den Inhalten des Textes ableiten?

   I. PrP^{SC} findet sich bei Mensch und Tier.
   II. Kuru ist eine neurodegenerative Erkrankung.
   III. CJD ist nicht behandelbar.
   IV. PrP^{SC} dient womöglich dem Langzeitgedächtnis.

   A) Jede der Aussagen.
   B) Aussagen I und II.
   C) Aussagen I, III und IV.
   D) Aussagen I und III.
   E) Aussagen II und III.

2. Die menschliche Muskulatur lässt sich in drei Klassen unterteilen: Skelettmuskulatur, Herzmuskulatur und glatte Muskulatur. In ihrem Aufbau ähnlich, fasst man Skelett- und Herzmuskulatur zur quergestreiften Muskulatur zusammen. Während die Aktin- und Myosinfilamente hier parallel innerhalb der Sarkomere verlaufen, zeichnet sich die glatte Muskulatur durch einen deutlich abweichenden Aufbau aus. Ihre Myofilamente sind gitterartig geordnet, ermöglichen so zwar nur eine langsamere, aber energiesparendere und stärkere Kontraktion. Glatte Muskulatur ermüdet nicht und kann so ohne Weiteres ihren Aufgaben im Verdauungssystem oder innerhalb der Gefäßwände nachkommen. Auch das Herz schlägt unermüdlich. Anders als die willkürlich kontrahierbare Skelettmuskulatur verfügt sie über ein eigenes Erregungssystem aus modifizierten Herzmuskelzellen.

   Welche Aussage kann aus dem Text abgeleitet werden?

   A) Herzmuskulatur verfügt über eine Längsstreifung.
   B) Die Blutversorgung des Herzens erfolgt über modifizierte Herzmuskelzellen.
   C) Glatte Muskelzellen verfügen nicht über Aktin- und Myosinfilamente, sondern entsprechende Alternativen.
   D) Glatte Muskulatur ermüdet schneller als Skelettmuskulatur.
   E) Aktin und Myosin sind in den Sarkomeren lokalisiert.

3. Bei Nikotinabusus gelten Schadstoffe im Tabakrauch als Hauptrisikofaktoren für die Entstehung arteriosklerotischer Erkrankungen. Dabei kommt es zu einer pathophysiologischen Kaskade. Die Aufnahme von Schadstoffen durch den Rauch bewirkt eine endotheliale Dysfunktion mit einer verminderten NO-Freisetzung durch Endothelzellen. Folglich nimmt auch die Freisetzung von cGMP ab und damit eine bedarfsadaptierte Gefäßrelaxation. Hinzu kommen weitere pathogene Mechanismen. So erhöht Tabakrauch die Konzentration freier Radikale, wodurch oxidiertes LDL mit unmittelbar gefäßschädigenden Effekten entsteht. Adhäsionsmoleküle in der Gefäßwand vermitteln eine Migration von Monozyten bzw. Makrophagen in die Gefäßwand (Schaumzellen), was zu einer Entzündungsreaktion und einem Proliferationsreiz für glatte Muskelzellen durch Zytokin-Freisetzung führt.

   Welche Aussage kann aus dem Text abgeleitet werden?

   A) Tabak beinhaltet Stickstoffmonoxid (NO).
   B) Nikotinabusus beeinträchtigt vermutlich die Gefäßrelaxation beim Sport.
   C) Bei LDL handelt es sich um freie Radikale.
   D) Schaumzellen sind die Vorläufer von Makrophagen.
   E) cGMP wird im Epithel freigesetzt.

4. Charakteristisch für Störungen des Sozialverhaltens sind dissoziale und aggressive Verhaltensmuster. Dieses Verhalten übersteigt die gesellschaftlich akzeptierte Aufsässigkeit bei Kindern und Jugendlichen. Eine eindeutige Diagnose setzt voraus, dass das Verhalten seit mindestens 6 Monaten besteht. Häufig liegen neben folgenden auch weitere Störungen wie ADHS vor. Kennzeichen: Dissoziales Verhalten (Bösartigkeit gegenüber anderen Personen), destruktives Verhalten und Impulsivität (Sachbeschädigung, Stehlen, Tierquälen), mangelndes Befolgen von Regeln (Schuleschwänzen, Weglaufen, eingeschränktes Unrechtsempfinden). Delinquentes Verhalten tritt meist im Jugendalter ein und kann im Erwachsenenalter in dissoziale Persönlichkeitsstörungen übergehen. Vor dem 16. Lebensjahr spricht man von einer Störung der Persönlichkeitsentwicklung.

   Welche Aussage kann aus dem Text abgeleitet werden?

   A) Der Text gibt drei Beispiele für destruktives Verhalten und Impulsivität.
   B) Aggressivität ist immer ein Zeichen eines gestörten Sozialverhaltens.
   C) Personen mit ADHS sind meist bösartig.
   D) Störung der Persönlichkeitsentwicklung manifestieren sich nach dem 16. Lebensjahr.
   E) Dissoziales Verhalten über weniger als 6 Monate hinweg gilt als gesund.

5. Die Foveola radialis (Tabatière), auch bekannt als Tabakschnupfmulde, ist eine dreieckige Vertiefung an der Radialseite der Handwurzel. Begrenzt wird sie anterior durch die Sehne des Musculus extensor pollicis longus, posterior durch die Sehnen der Musculi extensor pollicis brevis und longus und proximal durch das Retinaculum extensorum sowie den Processus styloideus des Radius. In ihr verläuft die Arteria radialis, deren Puls hier palpabel ist, sowie ein Ast des Nervus radialis, der für die sensible Innervation der Haut am Daumen zuständig ist.

   Welche der folgenden Aussagen lässt sich oder lassen sich aus den Inhalten des Textes ableiten?

   I. Die Fovea radialis wird anterior und posterior durch Muskelsehnen begrenzt.
   II. Der Radius verfügt über einen Processus styloideus.
   III. Im Processus styloideus verläuft die Arteria radialis.
   IV. Der Puls lässt sich u. a. an der Tabakschnupfmulde messen.

   A) Jede der Aussagen.
   B) Aussagen II und IV.
   C) Aussagen I, II und IV.
   D) Aussagen I, II und III.
   E) Aussagen II, III und IV.

6. Molekülkomplexe erinnern auf den ersten Blick an Salze, die Ionen sind hier jedoch komplexer aufgebaut und die komplexbildenden Teilchen können analytisch schwer nachgewiesen werden. Die Komplexionen werden in eckige Klammern gesetzt (vgl. $[Ag(NH_3)_2]Cl$). Sie bestehen aus einem Zentralatom (meist ein Metallion), an das sich Liganden (Ionen oder Neutralteilchen) mit einem freien Elektronenpaar anlagern. Diese erweitern Atome um freie Elektronenpaare. Man spricht deshalb auch von sog. Haftatomen. Es kommt zur Ausbildung koordinativer Bindungen zwischen Liganden und Zentralatom.

   Welche der folgenden Aussagen lässt sich oder lassen sich aus den Inhalten des Textes ableiten?

   I. Komplexbildner haben ähnliche biologische Eigenschaften wie Salze.
   II. Salze und Molekülkomplexe bestehen aus Ionen.
   III. Helium kann als Komplexbildner reagieren.

   A) Nur Aussage I.
   B) Nur Aussage II.
   C) Nur Aussage III.
   D) Aussagen I und II.
   E) Aussagen II und III.

7. Der Flüssigkeitsaustausch zwischen den Kapillarsystemen und dem umliegenden Interstitium wird durch ein komplexes Druckgefälle zwischen dem Druck der Kapillaren (Blutdruck und hydrostatischer Druck) sowie dem entgegengesetzt wirkenden kolloidosmotischen Druck reguliert. Aus dem arteriellen Teil des Kapillarbetts gelangt so ein großer Teil des flüssigen Blutanteils ins Interstitium. Über Osmose gelangen etwa 90 % des Filtrats zurück in die Kapillaren. Die übrigen 10 % gelangen als Lymphe in die Lymphkapillaren, die über keine Basalmembran verfügen und über Fasern offengehalten werden. Die Lymphe gelangt schließlich, nachdem sie in den Lymphknoten gereinigt wurde, über den linken Venenwinkel zurück in die Blutbahn.

   Welche Aussage kann aus dem Text abgeleitet werden?

   A) Bei Erhöhung des kolloidosmotischen Drucks gelangt mehr Lymphe in das Interstitium.
   B) Kapillaren sind die Endäste der Blutgefäße.
   C) Am linken Venenwinkel mündet die Lymphe in die Hohlvene.
   D) Bei der Lymphe handelt es sich um ein Filtrat des Blutes.
   E) Die Lymphe wird zusammen mit dem Urin ausgeschieden.

8. Bei Bakterien können auf der Außenseite auch unterschiedlich dicke Schichten aus Polysaccharid- und Glykoproteinfilamenten vorkommen. Dabei unterscheiden sich Kapsel und Schleimschicht. Kapseln sind Oberflächenstrukturen, die meist eine geordnete Struktur bilden. Sie bestehen aus Polysacchariden, die an Membranproteine oder -lipide gebunden sind. Sie sind mit der Bakterien-Zelloberfläche fest verbunden und fungieren aufgrund ihrer dichten Struktur als Diffusionsbarriere. Die Schleimschicht ist eine Oberflächenstruktur, die im Vergleich zur Kapsel weniger geordnet und deformierbar ist. Sie stellt auch eine Diffusionsbarriere dar und muss kontinuierlich neu sezerniert werden. Sie schützt vor Austrocknung und dient der Anheftung an Wirtsgewebe.

   Welche der folgenden Aussagen lässt sich oder lassen sich aus den Inhalten des Textes ableiten?

   I. Die Bakterien-Schleimschicht fungiert als Diffusionsbarriere.
   II. Die Kapsel ist in gewissem Maße verformbar.
   III. Die Kapsel besteht u. a. aus Proteinen und Lipiden.
   IV. Bakterien besitzen entweder eine Schleimschicht oder eine Kapsel.

   A) Nur Aussage I.
   B) Aussagen I und III.
   C) Nur Aussage III.
   D) Aussagen III und IV.
   E) Aussagen II und III.

9. Neben einigen sensorischen beherbergt der menschliche Kopf vier parasympathische Ganglien. Während in den sensorischen Ganglien keine Umschaltung stattfindet, werden in den parasympathischen Ganglien die Fasern der Radix sympathica umgeschaltet. Darüber hinaus gelangen über die Radix sensoria ebenfalls sensorische Fasern sowie über die Radix sympathica sympathische Fasern in die Ganglien, die dort nicht umgeschaltet, sondern lediglich zu Nerven mit gemischter Faserqualität kombiniert werden. Die Radix sympathica aller vier Ganglien entstammt dem Nervus trigeminus (5. Hirnnerv), die sympathischen Fasern dem Ganglion cervicale superius, bzw. dem von ihm entspringenden Plexus caroticus. In der Regel steigern Nerven mit parasympathischen Fasern die Drüsenaktivität, während sympathische Fasern diese inhibieren.

   Welche Aussage kann aus dem Text abgeleitet werden?

   A) Sympathische Fasern verstärken die Wirkung der parasympathischen Fasern.
   B) Am menschlichen Kopf befinden sich vier sensorische Ganglien.
   C) Drüsen sind auch sensorisch innerviert.
   D) Beim Nervus trigeminus handelt es sich um den dritten Hirnnerv.
   E) In den sensorischen Kopfganglien findet keine Umschaltung statt.

10. Um die komplexen Stellfunktionen des menschlichen Auges meistern zu können, ist es mit sechs äußeren Augenmuskeln ausgestattet, die allesamt in der Augenhöhle (Orbita) verlaufen. Die vier geraden Augenmuskeln: Musculus rectus superior, inferior, medialis und lateralis haben ihren Ursprung am Anulus tendineus communis und setzten jeweils an ihrer Seite am Bulbusäquator an. Die zwei schrägen Augenmuskeln: Musculus obliquus superior und inferior haben ihren Ursprung nicht am Anulus tendineus communis, sondern an knöchernen Punkten der Orbita. Sie sind für Rotationsbewegungen des Auges zuständig, während die geraden Augenmuskeln das Auge zur je ipsilateralen Seite bewegen.

    Welche Aussage kann aus dem Text abgeleitet werden?

    A) Soll das Auge nach lateral bewegt werden, kontrahiert der Musculus rectus medialis.
    B) Der Musculus rectus intermedius hat seinen Ursprung am Anulus tendineus communis.
    C) Die vier geraden Augenmuskeln entspringen am Bulbus.
    D) Der Musculus obliquus superior hat seinen Ursprung am Anulus tendineus communis.
    E) Insgesamt sind sechs Muskeln für die Bewegung des Auges zuständig.

11. Urothel, auch Übergangsepithel bzw. Epithelium transitionale kleidet die ableitenden Harnwege aus. Es handelt sich um ein spezialisiertes mehrschichtiges Epithel mit einer Basal- und einer Intermediärschicht sowie einer oberflächlichen Lage an Deckzellen. Diese sind besonders widerstandsfähig, poliploid und wesentlich größer als die Zellen darunter. In Organen wie der Harnblase muss das Urothel zur reversiblen Dehnbarkeit im Stande sein. Ist die Harnblase kontrahiert (leer), zeigt das Urothel daher 6–7 Zelllagen, bei gedehntem Zustand reduziert sich die Zahl. Spezielle Transmembranproteine (sog. Uroplakine) sind zusammen mit den Tight junctions für die strikte Impermeabilität gegenüber Harn zuständig, der ansonsten Epithel stark degenerieren kann.

    Welche der folgenden Aussagen lässt sich oder lassen sich aus den Inhalten des Textes ableiten?

    I. Urin schädigt Urothel.
    II. Urothel enthält eine Granulärschicht.
    III. Tight junctions verstärken am ehesten die Permeabilität des Urothels.
    IV. Urothel befindet sich in den Nieren.

    A) Nur Aussage III.
    B) Aussagen II und IV.
    C) Aussagen I und III.
    D) Aussagen I, II und III.
    E) Keine der Aussagen.

12. Die Regenbogenhaut (Iris) ist Teil der Tunica vasculosa bulbi. Ihre individuelle Färbung rührt von dem Epithel ihrer Rückseite her, das pigmentiert und lichtundurchlässig ist. Die Iris ist ringförmig, in ihrer Mitte befindet sich ein Loch, die Pupille, durch die das Licht gebündelt ins Augeninnere gelangt. Die unebene vordere Grenzfläche der Iris trägt eine lückenhafte Bedeckung aus platten Fibroblasten und Melanozyten. Das Stroma besteht hingegen aus lockerem Bindegewebe. Diese Schichten lassen sich auch histologisch eindeutig unterscheiden. Im Stroma liegt darüber hinaus auch ein dichtes Gefäßnetz sowie der Musculus sphincter pupillae. Der Musculus dilatator pupillae wird von der äußeren Schicht gebildet.

    Welche der folgenden Aussagen lässt sich oder lassen sich aus den Inhalten des Textes ableiten?

    I. Die Tunica vasculosa bulbi besteht nicht nur aus der Iris.
    II. Die Iris ist an ihrer Vorderseite gefärbt.
    III. In der Pupille findet sich eine weitere Linse.
    IV. Die Iris ist kaum durchblutet.

    A) Aussagen II und IV.
    B) Aussagen I und III.
    C) Nur Aussage I.
    D) Nur Aussage II.
    E) Keine der Aussagen.

13. Neurone sind reich an rauem endoplasmatischem Retikulum (rER). Raues ER ist aufgrund von dichtem Vorkommen an Nukleinsäuren, die zur Proteinsynthese in rER benötigt werden, gut durch kationische Farbstoffe darstellbar, die an die anionische mRNA und rRNA der Ribosomen binden. Im Mikroskop werden dadurch die sog. Nissl-Schollen sichtbar. Sie werden in der Pathologie zur Beurteilung der funktionalen Integrität von Neuronen herangezogen. Neurotubuli und Neurofilamente werden lichtmikroskopisch zu sog. Neurofibrillen zusammengefasst. Ihr geringer Durchmesser macht sie histologisch jedoch kaum unterscheidbar. Neurofibrillen kann man durch Versilberung darstellen. In der Neuropathologie sind diese von Interesse, da Verklumpungen z. B. bei der Alzheimer-Erkrankung auftreten.

    Welche Aussage kann aus dem Text abgeleitet werden?

    A) Bei der Alzheimer-Erkrankung kommt es zur Bildung von Neurofibrillen in Gehirnzellen.
    B) Neurofibrillen sind eine Sorte von Neurotubuli.
    C) Das rER ist aufgrund seiner Ribosomen gut durch kationische Farbstoffe darstellbar.
    D) Im rER werden Proteine modifiziert.
    E) Nissl-Schollen bezeichnen lokale Produktionsstätten von mRNA und rRNA.

14. Während beim Mann der Prostatakrebs die häufigste maligne Erkrankung ist, ist dies bei der Frau das Mammakarzinom. Das Lebenszeitrisiko für das Mammakarzinom beträgt in Deutschland ca. 12 %. Zu den bedeutendsten Risikofaktoren zählen ein langer hormonell aktiver Zeitraum, höheres Lebensalter sowie genetische Prädispositionen (v. a. BRCA1/2-Genmutationen). Histologisch werden je nach Ursprungsgewebe von den Milchgangepithelien (duktal) und von den Drüsenläppchen (lobulär) ausgehende Karzinome unterschieden. [...] Der Vorläufer des invasiv-duktal wachsenden Mammakarzinoms ist das duktale Carcinoma in situ. Dieses zeigt sich in der Mammographie häufig durch gruppierte Mikroverkalkungen.

    Welche Aussage kann aus dem Text abgeleitet werden?

    A) Nur Frauen erkranken am Mammakarzinom.
    B) Je älter man wird, desto höher wird vermutlich auch das Risiko, an einem Mammakarzinom zu versterben.
    C) BRCA-Gene codieren für Zellbestandteile der Mamma (Brustdrüse).
    D) Ein invasiv-duktales Mammakarzinom kann sich zum duktalen Carcinoma in situ entwickeln.
    E) Das Prostatakarzinom ist u. a. abhängig vom Hormonspiegel.

15. Wenn man Phospholipide in das vergleichsweise polare Wasser als Lösemittel gibt, so werden sich die Phospholipidmoleküle so orientieren, dass die langkettigen hydrophoben Bestandteile der Moleküle möglichst wenig Kontakt mit den Wassermolekülen Wasser haben. Im Bereich der Luft-Wasser-Grenze orientieren sich die hydrophoben Schwänze in Richtung Gasphase. Im Wasser selbst können rundliche oder ovoide Körper aus einer einzigen Lage Phospholipide entstehen, sog. Micellen. In Micellen bilden die hydrophoben Schwänze einen Kernbereich. Micellen können daher nicht unendlich groß werden. Schließlich können sich Blasen bilden, deren Wand aus einer bimolekularen Phospholipidschicht besteht, auch Vesikel genannt. Die Wand solcher Vesikel enthält eine dünne hydrophobe Zone, in der sich die hydrophoben Anteile der Phospholipide befinden. Diese hauchdünne hydrophobe Schicht trennt einen inneren Bereich, den Inhalt des Vesikels, von der Umgebung.

    Welche der folgenden Aussagen lässt sich oder lassen sich aus den Inhalten des Textes ableiten?

    I. Micellen produzieren Phospholipide, um im Wasser überleben zu können.
    II. Der Phosphat-Anteil der Phospholipide ist hydrophob.
    III. Micellen besitzen einen Zellkern.
    IV. Eine Phospholipidschicht besteht aus genau zwei Molekülen.

    A) Nur Aussage I.
    B) Aussagen I und II.
    C) Nur Aussage III.
    D) Aussagen III und IV.
    E) Keine der Aussagen.

16. Einige Zellen unseres Körpers und die meisten anaeroben Bakterien können keinen Citratzyklus nutzen. Beim Menschen sind das z. B. die roten Blutkörperchen, die keine Mitochondrien besitzen, in denen die Reaktionen des Citratzyklus ablaufen, aber auch Muskelzellen, wenn sie gerade stark beansprucht werden und mehr Energie verbrennen, als Sauerstoff bereitgestellt werden kann.
    Unter anaeroben Bedingungen erfolgt die Energiegewinnung durch homofermentative Milchsäuregärung. Hier wird Glukose zunächst über die Glykolyse bis zu Pyruvat abgebaut, wobei 2 ATP pro Mol Glukose entstehen. Anschließend wird Pyruvat in Lactat umgewandelt. Die Glykolyse braucht NAD^+, um arbeiten zu können. Sobald alle NAD^+ zu NADH reduziert wurden, kann die Glykolyse nicht mehr arbeiten, weil ihr die Redoxäquivalente fehlen. Diese müssen nun regeneriert werden, was dadurch geschieht, dass H^- und H^+ auf ein Pyruvat übertragen werden, was dadurch zu Lactat wird.

    Welche der folgenden Aussagen lässt sich oder lassen sich aus den Inhalten des Textes ableiten?

    I. Erythrozyten besitzen im Normalfall keinen Zellkern. Dies ist der Grund für ihre bikonkave Form.
    II. Muskelzellen besitzen keine Mitochondrien.
    III. Die Bildung von Lactat bringt vermutlich keine weitere Energie, sondern dient der Regeneration von NAD^+.
    IV. Bei NAD^+ handelt es sich um ein Redoxäquivalent.

    A) Jede der Aussagen.
    B) Aussage III und IV.
    C) Keine der Aussagen.
    D) Aussagen I und IV.
    E) Aussagen II und III.

17. Ultraviolettes Licht schädigt DNA. Eine typische UV-bedingte Veränderung ist die Bildung von Pyrimidindimeren; am häufigsten treten Thymindimere auf. Dabei werden zwei auf demselben DNA-Strang benachbarte Pyrimidinbasen so miteinander verknüpft, dass sie die Wasserstoffbrücken zu den Purinbasen des anderen Stranges nicht ausbilden können. Solche Veränderungen stellen für die Polymerasen ernsthafte Hindernisse bei Replikation und Transkription dar, sodass Zellen, deren DNA-Moleküle mehrere solcher Dimere aufweisen, nicht mehr lebensfähig sind. [...] Zum Schutz vor UV-Strahlung verfügen Bakterien über verschiedene Reparaturmechanismen, z. B. die Basenexzisionsreparatur. Hierbei trifft eine DNA-Glykosylase auf eine modifizierte Base und entfernt sie. Die AP-Endonuklease 1 (APE1), die Nukleotide ohne Base erkennt, schneidet das Zuckerphosphatrückgrat zusammen mit einer Phosphodiesterase. Diese Lücke wird anschließend die durch DNA-Polymerase β und DNA-Ligase III verschlossen.

    Welche Aussage trifft zu?

    A) Bei APE2 handelt es sich um eine DNA-Glykosylase.
    B) Polymerasen können Thymindimere nur schwer/nicht passieren.
    C) Bei Thymin handelt es sich um eine Purinbase.
    D) Die Basenexzisionsreparatur eignet sich zur Reparatur jeglicher DNA-Schäden.
    E) DNA-Polymerasen werden bei der Translation benötigt.

18. Informationen über Translations- und Winkelbeschleunigung sowie Gravitation werden dem Kleinhirn über den Tractus vestibulocerebellaris zugeleitet. Er leitet Afferenzen von den Nuclei vestibulares zum Lobus flocculonodularis. Es gelangen auch Fasern aus dem Vestibularorgan unmittelbar zum Cerebellum. Die Verbindungen von Cerebellum und Vestibulariskernen sind direkt reziprok, d. h. Axone des Vestibulocerebellums ziehen als Tractus cerebellovestibularis zu den Vestibulariskernen zurück. Der Tractus cerebellovestibularis nimmt seinen Ursprung entweder von der Purkinje-Zellschicht oder von Kleinhirnkernen. Purkinjezellen projizieren dabei teilweise direkt und unter Umgehung der Kerne nach peripher. Kein anderer Kleinhirnanteil tut dies.

    Welche Aussage trifft zu?

    A) Der Lobus flocculonodularis ist eine Zwischenstation der Afferenzen aus den Vestibulariskernen zum Kleinhirn.
    B) Über den Tractus vestibulocerebellaris erhalten auch die Vestibulariskerne Informationen aus dem Kleinhirn.
    C) Purkinjezellen finden sich in den Vestibulariskernen.
    D) Informationen über Translations- und Winkelbeschleunigung stammen aus den Nuclei vestibulares.
    E) Der Tractus flocculonodularis leitet u. a. Informationen über Gravitation zum Kleinhirn.

19. Lockeres kollagenes Bindegewebe wird üblicherweise als Prototyp des Bindegewebes beschrieben, da es beinahe ubiquitär im menschlichen Körper vorkommt. Die zellulären Bestandteile werden gebildet von den fixen, ortsständigen Fibroblasten und den mobilen Immunzellen. Letztere sind der Grund, dass es sich bei Bindegewebe um den Hauptentzündungsort des Körpers handelt. Extrazellulär unterscheidet man Fasern (Kollagen, elastische Fasern) und eine wässrige Grundsubstanz, gebunden von Proteoglykanen und Glukosaminoglykanen. Sie verbinden sich zu komplexen Ketten, die Wasser binden können. Das kollagene Bindegewebe ist besonders wichtig für die Festigkeit und Strukturerhaltung verschiedener Gewebe im Körper, einschließlich Haut, Sehnen, Bänder und Knorpel. Es sorgt für die Elastizität und Spannung, die für die Funktionalität dieser Gewebe entscheidend sind. Darüber hinaus ist Kollagen ein entscheidender Bestandteil von Organen wie der Leber, den Knochen und den Blutgefäßen, wo es die strukturelle Integrität aufrechterhält und wichtige Funktionen wie die Blutgerinnung unterstützt.

    Welche der folgenden Aussagen lässt sich oder lassen sich aus den Inhalten des Textes ableiten?

    I. Der Begriff „Prototyp" im ersten Satz ist gleichbedeutend mit „Entwicklungsvorstufe".
    II. Fibroblasten machen Bindegewebe zum Hauptentzündungsort.
    III. Das Wasser im Bindegewebe wird von verschiedenen Glykanen gebunden.

    A) Nur Aussage I.
    B) Aussagen I und II.
    C) Nur Aussage III.
    D) Keine der Aussagen.
    E) Aussagen II und III.

20. Die Verteilung von Elektronen im Kohlenstoff-Atom (C) auf die Orbitale lautet: $1s^2$, $2s^2$, $2p^2$. Kohlenstoff verfügt also über vier Valenzelektronen. Die Orbitalstruktur erklärt jedoch nicht das Vermögen, vier Einfach- oder Mehrfachbindungen einzugehen. Hierfür wurde das Hybridisierungsmodell entwickelt, das die Umstrukturierung der Orbitale beschreibt, sodass diese Bindungen eingegangen werden können. Die Veränderung der energetischen Struktur der Orbitale führt auch zu einer räumlichen Formationsänderung. Ändert sich die Bindung zwischen den C-Atomen in einer Reaktion, z. B. bei der Hydrierung oder Dehydrierung von Doppel- oder Dreifachbindungen, ändert sich die Hybridisierung der C-Atome. In diesem Sinne unterscheidet man die sp^3-Hybridisierung, die vier Einfachbindungen ermöglicht (vgl. Methan) von der sp^2-Hybridisierung mit zwei Einfach- und einer Doppelbindung (vgl. Ethen) sowie der sp-Hybridisierung mit einer Einfach- und einer Dreifachbindung (vgl. Ethin).

    Welche der folgenden Aussagen lässt sich oder lassen sich aus den Inhalten des Textes ableiten?

    I. Anders als das Hybridisierungsmodell beschreibt das Orbitalmodell die Bindungsmöglichkeiten eines Atoms.
    II. Die energetische und die räumliche Struktur eines Orbitals verhalten sich gegensätzlich.
    III. Die sp^4-Hybridisierung ermöglicht drei Einfachbindungen.
    IV. Methan und Ethen enthalten dieselbe Zahl an Atomen bei unterschiedlicher Anordnung dieser.

    A) Nur Aussage I.
    B) Nur Aussage II.
    C) Nur Aussage III.
    D) Nur Aussage IV.
    E) Keine der Aussagen.

21. Aminosäuren (AS) sind die Grundbausteine der Peptide/Proteine. Charakteristisch sind zwei funktionelle Gruppen, die Carboxyl-(COOH-) und die Amino-(NH_2-)gruppe. Bei den meisten natürlich vorkommenden AS befindet sich die Aminogruppe am zweiten bzw. α-C-Atom. Streng genommen sind AS also α-Aminocarbonsären. [...] Für den Aufbau von Proteinen spielen nur 20 AS eine Rolle (sog. proteinogene AS). Acht von ihnen sind essenziell, d. h. sie müssen mit der Nahrung zugeführt werden, da der Mensch sie nicht selbst synthetisieren kann. Eine weitere Einteilung unterscheidet:

- AS mit unpolarer, hydrophober Seitenkette: Glycin, Alanin, Valin, Leucin, Isoleucin, Methionin, Prolin, Phenylalanin, Tryptophan
- AS mit polarer, ungeladener Seitenkette: Serin, Cystein, Threonin, Asparagin, Glutamin, Tyrosin
- AS mit polarer, geladener Seitenkette: Aspartat, Glutamat, Arginin, Histidin, Lysin

Welche der folgenden Aussagen lässt sich oder lassen sich aus den Inhalten des Textes ableiten?

I. Glutamin ist polar und essenziell.
II. Aminosäuren unterscheiden sich hinsichtlich ihrer Seitenketten.
III. In dem Text werden alle 20 Aminosäuren genannt.
IV. Prolin ist eine Aminosäure mit einer ungeladenen Seitenkette.

A) Jede der Aussagen.
B) Aussagen II und III.
C) Aussagen I und II.
D) Aussagen II, III und IV.
E) Aussagen I und IV.

22. Prokaryonten und Eukaryonten unterscheiden sich durch einige Kriterien. Während das Genmaterial von Eukaryonten gut geschützt und in Chromosomen sortiert im Nukleoplasma des Zellkerns liegt, verfügen Prokaryonten nicht über einen Kern. Ihre DNA liegt frei im Cytoplasma vor. Sie ist ringförmig und zusätzlich von Plasmid-Vektoren ergänzt. Darüber hinaus verfügen Prokaryonten häufig über Zellwände, die diese schützt und nach außen hin abgrenzt. Bei Eukaryonten gilt dies nur für Pflanzenzellen. Wird die Zellwand beschädigt, ist die Zelle nicht mehr lebensfähig. Im Kampf gegen Bakterien hat sich der Mensch dies zunutze gemacht. So zerstört das Protein Lysozym die Mureinbindungen in der Zellwand grampositiver Bakterien. Penicillin hemmt die Mureinsynthese und -vernetzung. Gramnegative Bakterien sind hingegen aufgrund ihrer zusätzlichen Zellmembran nahezu unempfindlich gegen Lysozym und Penicilline. Beispiele für gramnegative Bakterien sind alle Arten der Abteilung Proteobacteria, so die Enterobakterien (Escherichia coli, Salmonella, Shigella, Klebsiella, Proteus, Enterobacter) sowie die Gattungen Pseudomonas, Legionella, Neisseria, und Rickettsi; Vertreter anderer Abteilungen wie Meningococcus, Chlamydophila, Chlamydia, die Spirochäten, alle Arten des Stammes Bacteroidetes und die Cyanobakterien.

Welche Aussage kann aus dem Text abgeleitet werden?

A) Mureinbindungen werden vom Lysosom zerstört.
B) Bei Pflanzenzellen befindet sich das Erbgut im Nukleoplasma.
C) Clostridium botulinum ist gramnegativ.
D) Der Angriffsort von Penicillin ist die DNA im Cytoplasma.
E) Penicillin dürfte gegen eine Infektion mit Staphylokokken helfen.

23. In der 5./6. Embryonalwoche wandern Urkeimzellen in die Genitalleiste ein und siedeln sich in den Keimsträngen (Vorläufer des Follikelepithels) an. In der Genitalleiste findet zunächst eine mitotische Vermehrung der Urkeimzellen sowie eine Differenzierung zu Oogonien (2n, 2C) statt, die sich weiter vermehren und ihre DNA verdoppeln. Nun spricht man von einer primären Oozyte (2n, 4C), die in die erste Reifeteilung der Meiose eintritt und schließlich im Diktyotän verbleibt. In diesem Zustand verbleiben die primären Oozyten mindestens bis zum Beginn der Geschlechtsreife. In diesem Stadium erhält jede Oozyte eine eigene Hülle aus flachem einschichtigem Epithel und wird damit zum Primordialfollikel. Ab der Geschlechtsreife entwickeln sich die Primordialfollikel nach und nach weiter zur (be-)fruchtbaren Eizelle. Dabei können auch histologisch mehrere Reifestadien unterschieden werden.

    Welche Aussage kann aus dem Text abgeleitet werden?

    A) Die Histologie ist die Lehre der Frühentwicklung.
    B) Die Meiose wird in der frühen Kindheit abgeschlossen.
    C) Primordialfollikel verfügen über verdoppelte DNA.
    D) Aus der primären Oozyte entwickelt sich die Oogonie.
    E) Die tertiäre Oozyte verfügt über besonders viel Follikelepithel.

24. Endotoxine sind Bestandteile der äußeren Zellmembran von gramnegativen Bakterien. In der Regel werden sie von abgetöteten oder lysierten Bakterien freigesetzt. Die Endotoxine sind meist der Lipid-A-Teil der Lipopolysaccharide. Endotoxine sind PAMP-Moleküle (pathogen-assoziierte molekulare Muster), welche an die Toll-ähnlichen Rezeptoren der Makrophagen binden und eine starke Cytokinausschüttung bewirken. Dies führt zu Symptomen wie Fieber, intravaskulärer Blutgerinnung, Senkung des Blutdrucks als Konsequenz erweiterter Blutgefäße und daraus resultierend Schockzustände sowie Erbrechen und Diarrhö. Dies kann zum Tod des Wirtes führen. Die Untersuchung und Identifikation von Endotoxinen spielt eine entscheidende Rolle in der medizinischen Diagnostik und Therapie, insbesondere bei schweren bakteriellen Infektionen. Darüber hinaus werden verschiedene therapeutische Ansätze erforscht, um die schädlichen Auswirkungen von Endotoxinen auf den Organismus zu reduzieren und die Überlebensrate der Patienten zu erhöhen.

    Welche der folgenden Aussagen lässt sich oder lassen sich aus den Inhalten des Textes ableiten?

    I. Cytokine sind schädlich für den Menschen.
    II. Infolge erweiterter Blutgefäße kommt es zu intravaskulärer Blutgerinnung.
    III. Bakterien können aktiv Endotoxine freisetzen.
    IV. Endotoxine können tödlich wirken, wenn sie an PAMPs bilden.

    A) Aussagen I und IV.
    B) Aussagen II und III.
    C) Keine der Aussagen
    D) Nur Aussage I.
    E) Nur Aussage IV.

Übungsset 6

Beantworten Sie die Fragen zu folgenden medizinisch-naturwissenschaftlichen Texten.
(TMS: 60 Min. für 24 Aufgaben, EMS: 50 Min. für 20 Aufgaben)

1. Ein Stoff kann nur dann ein Proton abgeben und sauer reagieren, wenn ein anderer Stoff diese Protonen aufnimmt und damit basisch reagiert. In einer Säure-Base-Reaktion findet somit eine Protonenübertragung statt. Auch Wasser kann unter Bildung von Hydronium-Ionen (H_3O^+) Protonen aufnehmen. Die Protonenabgabe sowie die -aufnahme sind reversibel (Gleichgewichtsreaktion). Bei der sog. Hinreaktion kann HCl beispielsweise als Säure und H_2O als Base wirken. Das aus der Salzsäure gebildete Cl^--Ion wirkt in der Rückreaktion daraufhin als Base und das Hydronium-Ion als Säure. HCl ist in wässriger Lösung eine starke Säure, da ihr Bestreben nach Protonenabgabe sehr hoch ist. Das Bestreben des Cl^-, Protonen aufzunehmen, ist sehr gering, weshalb es eine schwache Base ist.

   Welche Aussage trifft zu?

   A) HCl reagiert in der Praxis auch als Base.
   B) Der Text nennt die Bezeichnung für das Produkt der Reaktion $H_2O + H^+$.
   C) Cl^- kann als schwache Säure reagieren.
   D) Das Gleichgewicht der Gleichung $H_2O + HCl \leftrightarrow Cl^- + H_3O^+$ liegt auf der linken Seite.
   E) HCl reagiert ohne Zugabe weiterer Stoffe sauer.

2. Ein Großteil der Energie, die im Citratzyklus und in Abbaureaktionen der Lipide, Kohlenhydrate und Proteine entsteht, wird intrazellulär vorübergehend in Form der Reduktionsäquivalente NADH + H^+ und $FADH_2$ gespeichert. In der Atmungskette werden diese Reduktionsmittel oxidiert, um sie zur Energiegewinnung zu nutzen. Diese äußert sich letztendlich in der Synthese von ATP. Hierbei macht sich der Körper die Energieerzeugung von exergonen Redoxreaktionen zunutze. Über eine Elektronentransportkette in der Mitochondrienmembran werden die Elektronen der Reduktionsäquivalente hin zum Sauerstoff in der Mitochondrienmatrix geführt, mit dem sie sich schlussendlich zu H_2O vereinen. Die Elektronen werden dabei genutzt, um einen Protonengradienten aufrecht zu erhalten. Der Ausgleich der Gradienten erfolgt über die ATP-Synthase, die die Energie zur Phosphorylierung von ADP nutzt.

   Welche der folgenden Aussagen lässt sich oder lassen sich aus den Inhalten des Textes ableiten?

   I. Letztendlich mündet die Energiegewinnung im Körper in der Synthese von ATP.
   II. Die ATP-Synthase dient der Phosphorylierung von ATP zu ADP.
   III. Ein Produkt der Energiegewinnung im Mitochondrium ist neben ATP Wasser (H_2O).

   A) Aussagen I und II.
   B) Aussagen I und III.
   C) Aussagen II und III.
   D) Nur Aussage II.
   E) Nur Aussage III.

3. Heparin ist ein wichtiger Hemmstoff der Gerinnungskaskade. Es wird als saures Mucopolysaccharid (Polyanion) in Mastzellen sowie eosinophilen und basophilen Granulozyten gebildet. Es verhindert die Blutgerinnung, indem es an den Hemmstoff Antithrombin III bindet und dessen Hemmwirkung 1000-fach verstärkt. Antithrombin III ist ein Proteaseinhibitor, der aktivierte Gerinnungsfaktoren wie Thrombin und Faktor Xa hemmt. Der Gegenspieler von Heparin ist das Polykation Protamin. Heparin wirkt sofort, kann aber nicht oral gegeben werden, da es im Verdauungstrakt durch Glykosidasen hydrolysiert wird. Indiziert ist Heparin bei der Prophylaxe und Therapie von Thrombosen und um das Gerinnen von Blutproben zu vermeiden.

   Welche der folgenden Aussagen lässt sich oder lassen sich aus den Inhalten des Textes ableiten?

   I. Heparin initiiert die Gerinnungskaskade.
   II. Im Text werden drei Zellarten genannt, die Heparin produzieren.
   III. Heparin und Protamin wirken antagonistisch (gegensätzlich).
   IV. Heparin-Tabletten werden u. a. zur Behandlung von Thrombosen verwendet.

   A) Jede der Aussagen.
   B) Aussagen I und III.
   C) Aussagen III und IV.
   D) Aussagen II und III.
   E) Keine der Aussagen.

4. Das lerntheoretische oder auch „behavioristische Modell" nimmt an, dass das Verhalten einer Person wesentlich durch ihre Erfahrungen mit der Umwelt bestimmt ist. Eine psychische Störung ist demnach Ausdruck eines ungünstigen, nicht zielführenden (d. h. dysfunktionalen) Verhaltens, das durch ungünstige Lernprozesse entstanden ist. Verhalten ist demnach nicht „gut" oder „schlecht", sondern zielführend oder nicht zielführend. Dysfunktionales Verhalten bewirkt dabei subjektiven Leidensdruck. Demgegenüber stellt das kognitive Verhaltensmodell die Gedanken und Bewertungen (Kognitionen) in den Mittelpunkt. Der Mensch reagiert nicht passiv auf seine Umwelt, sondern er interpretiert Ereignisse und Erfahrungen. Die Art, wie diese wahrgenommen werden, beeinflusst das Erleben und Verhalten und damit auch den psychischen Zustand.

   Welche Aussage zu verschiedenen psychologischen Modellen trifft zu?

   A) Laut dem behavioristischen Modell trägt sozialer Druck entscheidend zur Entstehung psychischer Störungen bei.
   B) Das kognitive Verhaltensmodell beschreibt, dass funktionales Verhalten positiv mit einer gesunden Psyche korreliert.
   C) Fehlinterpretationen können nach dem kognitiven Verhaltensmodell zu psychischen Störungen führen.
   D) In dem Text werden drei verschiedene Verhaltensmodelle beschrieben.
   E) Psychisch gesunde Menschen handeln immer zielführend.

5. Ursache der Sichelzellanämie ist eine Punktmutation im Gen der β-Kette. In Position 6 wird Glutaminsäure gegen Valin ausgetauscht. Das veränderte Hämoglobin wird als HbS (Sichelzell-Hämoglobin) bezeichnet und beeinträchtigt die Form und Verformbarkeit der Erythrozyten. In einigen Regionen Afrikas sind rund ein Drittel der Bevölkerung heterozygote Anlagenträger. Sie weisen normalerweise keinerlei Krankheitssymptome auf und sind gegenüber Malaria wesentlich resistenter als die übrige Bevölkerung. Bei Homozygoten hingegen treten bereits im Säuglingsalter hämolytische Anämien auf. Die Sichelzellen sind weniger flexibel und werden in der Milz früh herausgefiltert. Zudem können sie die Gefäße verstopfen (Sichelzellkrise).

   Welche der folgenden Aussagen lässt sich oder lassen sich aus den Inhalten des Textes ableiten?

   I. Bei der Sichelzellanämie wird im Gen der β-Kette Glutaminsäure gegen Valin ausgetauscht.
   II. HbS kann vor Malaria schützen, aber auch zu einer hämolytischen Anämie führen.
   III. Die Milz ist am ehesten für das Herausfiltern (den Abbau) fehlgeformter Erythrozyten zuständig.

   A) Jede der Aussagen.
   B) Aussagen I und II.
   C) Aussagen I und III.
   D) Nur Aussage II.
   E) Nur Aussage III.

6. Eine Messgröße der Enzym-Kinetik ist die sog. Wechselzahl (kcat). Sie beschreibt die Anzahl der pro Mol Enzym in einer Zeiteinheit umgesetzten Mole Substrat. Diese Zahl ist identisch mit der Zahl pro Enzymmolekül in einer Zeiteinheit umgesetzten Substratmoleküle. Um sie zu bestimmen, ermittelt man v_{max} für eine definierte Menge an Enzym. Im Fall des Enzyms Carboanhydrase ist die Wechselzahl sehr hoch (600.000/s). Bei einfachen Reaktionen, z. B. den Carboanhydrase-Reaktionen, ist die Wechselzahl gleich der Geschwindigkeitskonstante k_2. Hat ein Enzym mehrere Substrate und mehrere aktive Zentren, kann die Wechselzahl nicht mit k_2 gleichgesetzt werden.

   Welche der folgenden Aussagen lässt sich oder lassen sich aus den Inhalten des Textes ableiten?

   I. Die kcat beschreibt die Anzahl der pro Enzym und Zeit umgesetzten Substrate.
   II. Die kcat kann über die v_{max} bestimmt werden.
   III. Zwei Mol Carboanhydrase setzen pro Sekunde vermutlich 1,2 Mio. Mol Substrat um.
   IV. Bei der enzymatischen Reaktionen entspricht die Wechselzahl immer der Geschwindigkeitskonstante.

   A) Aussagen I und II.
   B) Aussagen II und III.
   C) Aussagen III und IV.
   D) Aussagen I und IV.
   E) Aussagen I, II und III.

7. Die Iod-Stärke-Reaktion (Iodprobe) dient dem Nachweis von Stärke mithilfe einer iodhaltigen Lösung. Dabei wird eine Iod-Kaliumiodid-Lösung (Lugol'sche Lösung) verwendet, welche mit der Probelösung versetzt wird. Zusammen mit der Stärke bildet die Lugol'sche Lösung eine tiefblau gefärbte Einflussverbindung, der Iod-Stärke-Komplex. In der Stärke ist Amylose enthalten, die eine helixförmige Konformation mit einem kanalartigen Hohlraum in der Mitte ausbildet. In diesem Hohlraum können sich Polyiodidketten (I_3^-, I_5^-, I_7^-, I_9^-) einlagern, die aus I_2-Molekülen aufgebaut sind und durch Anlagerung an Iodid-Ionen entstanden sind. Da alle sieben Valenzelektronen der Iod-Atome delokalisiert sind, wird die Anregungsenergie herabgesetzt, sodass eine Lichtabsorption im langwelligeren Bereich erfolgt und die blaue Farbe erscheint.

   Welche Aussage trifft zu?

   A) Bei der Lugol'schen Lösung handelt es sich um eine Iod-Kadmium-Lösung.
   B) Iod bzw. Iod-Ionen haben natürlicherweise eine bläuliche Farbe.
   C) Iod bindet von außen an die Stärke.
   D) Amylose ist Helix-ähnlich aufgebaut.
   E) Blaues Licht ist vergleichsweise langwellig.

8. Die Ursache eines nephrotischen Syndroms, das man gehäuft bei Kindern im Alter zwischen sechs und acht Jahren findet, ist eine bestimmte Entzündung der Glomeruli der Niere (Minimalläsion-Glomerulonephritis). Hierbei sind aus noch unbekannter Ursache die basalmembranösen negativen Ladungen des Filtersystems der Niere teilweise aufgehoben. Die Folge ist ein Verlust der Ladungsbarriere, wodurch beispielsweise Albumin nun vermehrt ausgeschieden wird; teilweise bis zu 10 g am Tag (normal sind 100 mg). In der Elektrophorese zeigt sich dies durch eine verminderte Albuminfraktion bei relativer Erhöhung der α_1- und β-, v. a. aber der α_2-Globuline. In dieser Fraktion laufen besonders große Proteine wie auch das 2-Makroglobulin mit einem Molekulargewicht von 720 kDa, die auch bei einer schweren glomerulären Störung praktisch nicht filtriert werden.

   Welche Aussage zum nephrotischen Syndrom trifft NICHT zu?

   A) Beim nephrotischen Syndrom handelt es sich um eine Nierenerkrankung.
   B) Beim nephrotischen Syndrom ist der α_1-Globulin-Spiegel vermindert.
   C) Beim nephrotischen Syndrom wird das bis zu Hundertfache an Albumin ausgeschieden.
   D) Das nephrotische Syndrom tritt bei Kindern häufiger auf als bei Erwachsenen.
   E) Albumin ist vermutlich ein geladenes Molekül.

9. Hämoglobin ist ein Tetramer. Die häufigste Form, HbA_1, besteht aus zwei α- und zwei β-Untereinheiten von jeweils 141 bzw. 146 Aminosäuren. Etwa 80 % der Aminosäuren bilden α-Helices. Jede Untereinheit kann ein O_2-Molekül binden. Ein Porphyrinring mit einem eingelagerten Eisen-Ion wird als Hämgruppe bezeichnet. Hämgruppen sind als prosthetische Gruppen nicht nur im Hämoglobin, sondern auch in den Cytochromen der Atmungskette und im Cytochrom P-450 des endoplasmatischen Retikulums enthalten. Hämgruppen im Hämoglobin sind lediglich durch nicht-kovalente Bindungen in hydrophoben Taschen des Proteins festgehalten. Die Aminosäureketten der Untereinheiten bilden den Globin-Anteil des Hämoglobins.

   Welche der folgenden Aussagen lässt sich oder lassen sich aus den Inhalten des Textes ableiten?

   I. Es gibt vier verschiedene Formen von Hämoglobin.
   II. HbA_1 besteht aus 604 Aminosäuren.
   III. Ohne ein Eisen-Ion ist eine Hämgruppe nichts anderes als ein Porphyrinring.
   IV. Die Aminosäuren bilden den Häm-Anteil des Hämoglobins.

   A) Nur Aussage I.
   B) Nur Aussage II.
   C) Nur Aussage III.
   D) Nur Aussage IV.
   E) Aussagen II und III.

10. Ein angeborenes Immunsystem gibt es bei allen höheren Organismen, das adaptive Immunsystem nur bei Wirbeltieren. Das Prinzip der adaptiven Immunantwort ist, dass zu fast jeder möglichen Struktur eines Pathogens ein passendes spezifisches Bindeprotein (z. B. ein Antikörper) gebildet werden kann. Theoretisch kann das Immunsystem so ca. 100 Mrd. verschiedene Antikörper bilden. Adaptive Immunantworten werden im Wesentlichen von B- und T-Lymphozyten vermittelt. B-Lymphozyten können sich z. B. in Plasmazellen umwandeln und Antikörper produzieren (humorale Immunantwort). T-Lymphozyten können sich u. a. zu zytotoxische T-Zellen differenzieren, die infizierte und entartete Zellen bekämpfen. Die Entwicklung einer adaptiven Immunantwort nimmt dabei mehrere Tage in Anspruch. Ist sie abgelaufen, bleibt die Immunität jedoch durch Bildung von Gedächtniszellen lange erhalten.

    Welche der folgenden Aussagen lässt sich oder lassen sich aus den Inhalten des Textes ableiten?

    I. Wirbeltiere besitzen sowohl das angeborene als auch das adaptive Immunsystem.
    II. B-Lymphozyten sind die noch keine Antikörper produzierenden Vorläufer der Plasmazellen.
    III. Es existieren zytotoxische B- und T-Zellen.
    IV. Die adaptive Immunantwort ist schneller und präziser als die angeborene.

    A) Nur Aussage I.
    B) Aussagen II, III und IV.
    C) Aussagen I und II.
    D) Aussagen II und IV.
    E) Jede der Aussagen.

11. Antikörper werden auch als Immunglobuline bezeichnet. Sie bestehen aus sog. schweren und leichten Proteinketten. Basierend auf den unterschiedlichen schweren Ketten unterscheidet man fünf Subgruppen, die Immunglobuline G (IgG), A, M, E und D. Die oberen Spitzen, die N-terminalen Enden der Polypeptidketten, bilden die Antigenbindestelle. Das andere Ende wird als Fc-Teil bezeichnet. Er kann z. B. an die Fc-Rezeptoren von Makrophagen binden. Diejenige Struktur des Antigens, die die Immunantwort auslöst, bezeichnet man als Epitop. Die Polypeptidketten aller Antikörper sind zu β-Faltblattstrukturen angeordnet. Innerhalb der Ketten lassen sich Proteindomänen von jeweils ca. 110 Aminosäuren unterscheiden. In der Regel enthält jede Proteindomäne eine Disulfidbrücke, über die die Ketten verknüpft sind.

    Welche der folgenden Aussagen lässt sich oder lassen sich aus den Inhalten des Textes ableiten?

    I. IgMs sind eine der sechs Antikörper-Subgruppen.
    II. Antikörper haben je ein N-terminales Ende und ein Fc-Ende (bzw. Fc-Teil).
    III. „Epitop“ ist eine Bezeichnung für ein funktionell entscheidendes Strukturmerkmal.
    IV. β-Faltblattstrukturen enthalten typischerweise Disulfidbrücken.

    A) Aussagen III und IV.
    B) Nur Aussage I.
    C) Nur Aussage III.
    D) Aussagen II und III.
    E) Aussagen I, II und IV.

12. Die Transaminierung wird durch Transaminasen (Aminotransferasen) katalysiert. Sie benötigen als Coenzym Pyridoxalphosphat (PALP), das sich von Vitamin B_6 (Pyridoxin) ableitet. Transaminasen übertragen die Aminogruppe (NH_2) einer Aminosäure, die kovalent an Pyridoxalphosphat gebunden wird, auf eine α-Ketosäure. Aus der Aminosäure entsteht dadurch eine α-Ketosäure und aus der ursprünglichen α-Ketosäure eine Aminosäure, wobei die Reaktionen reversibel sind. Für jede Aminosäure, die eine Transaminierung eingehen kann, existiert eine spezifische Transaminase. Zwei dieser wichtigen Enzyme sind die Alanintransaminase (ALT) und Aspartattransaminase (AST). Durch Übertragung der Aminogruppe von Alanin auf α-Ketoglutarat durch ALT, entstehen Pyruvat und Glutamat; die von der AST katalysierte Übertragung der Aminogruppe von Aspartat auf α-Ketoglutarat liefert Oxalacetat und Glutamat.

    Welche der folgenden Aussagen lässt sich oder lassen sich aus den Inhalten des Textes ableiten?

    I. Pyridoxin leitet sich von Pyridoxalphosphat ab.
    II. Durch Transaminierung entsteht aus einer Aminosäure eine α-Ketosäure und andersherum.
    III. Bei AST handelt es sich um ein Enzym.
    IV. Bei der Transaminierung kann Glutamin entstehen.

    A) Aussagen I und II.
    B) Aussagen II und III.
    C) Aussagen III und IV.
    D) Aussagen I, II und III.
    E) Aussagen II, III und IV.

13. Das Anheben des sternalen Rippenendes hat bei der 5.–10. Rippe eine Verformung der Rippenknorpel zur Folge, bei dem der nach kranial offene Rippenknorpel abgeflacht wird. Die elastische Verformbarkeit der Knorpel in Zusammenarbeit mit den Haltebändern bedingt einen Teil der Atemarbeit, die bei der Inspiration geleistet werden muss. Die Rückstellkräfte unterstützen die Exspiration. [...] Die Achsen der Kostovertebralgelenke sind hinten schräg aus der Frontalebene gekippt. Dies führt dazu, dass die Rippen bei der Inspiration nicht nur nach vorne angehoben, sondern auch nach lateral ausgeschwenkt werden. Somit vergrößert sich der transversale Thorax-Durchmesser im Prozess der sog. „Flankenatmung". Darüber hinaus bewirkt die von der 1. bis zur 7. Rippe zunehmende Länge eine Zunahme der Atemexkursionen und der Belüftung von kranial nach kaudal.

    Welche Aussage kann aus dem Text abgeleitet werden?

    A) Die Belüftung der Lunge bewirkt eine Volumenzunahme des Brustkorbs.
    B) Rippenknorpel finden sich am vertebralen Rippenende.
    C) Bei der Inspiration müssen Rückstellkräfte von Knorpeln und Bändern überwunden werden.
    D) Der Mensch verfügt über 10 Rippen.
    E) Die „Flankenatmung" bezeichnet die Zunahme des longitudinalen Thorax-Durchmessers.

14. Der neurologischen Erkrankung Epilepsie liegt eine Übererregbarkeit bestimmter Neuronenverbände im Gehirn zugrunde, die vielerlei Ursachen haben kann. Häufig führt eine Mutation bestimmter Ionenkanäle, die die Erregbarkeit der Zellen steigern, zu der Erkrankung. Einen therapeutischen Ansatzpunkt bilden daher hemmende Signalstoffe bzw. deren Rezeptoren. Benzodiazepine, die das akute Anfallgeschehen unterbrechen können, aktivieren den $GABA_A$-Rezeptor. Andere Medikamente hemmen den Abbau von GABA im synaptischen Spalt oder dessen Aufnahme in Glia und wirken auf diese Weise einer Übererregung der Neurone im motorischen Kortex entgegen. [...] Wird die/der Betroffene auf offener Straße von einem Anfall ereilt, gilt es zunächst, ihren/seinen Kopf zu schützen. Bei den ruckartigen und unkontrollierten Zuckungsanfällen mit plötzlicher Bewusstlosigkeit kann der Kopf auf den Boden prallen und so weitere Verletzungen hervorrufen.

Welche Aussage kann aus dem Text abgeleitet werden?

A) Gliazellen haben keine resorptiven Funktionen.
B) Benzodiazepine hemmen $GABA_A$-Rezeptoren.
C) GABA ist am ehesten ein erregender Neurotransmitter.
D) GABA bindet an $GABA_A$-Rezeptoren und wirkt am ehesten hemmend auf Nervenzellen.
E) Beim epileptischen Anfall liegt meist eine Übererregung des sensiblen Kortex vor.

15. Im Rahmen der Präsentation von Antigenen bestimmter T-Zellen werden endozytierte Proteine zunächst von den Antigen-präsentierenden Zellen prozessiert. Die dabei entstandenen Peptide werden auf MHC-II-Moleküle geladen, an die Zelloberfläche transportiert und den T-Zellen dort angeboten. Neben der Interaktion von T-Zell-Rezeptor mit MHC-II-/Antigen-Komplex ist für die Aktivierung naiver T-Zellen ein weiteres Signal notwendig. Dieses entsteht durch die Bindung von Co-Stimulatoren der Antigen-präsentierenden Zellen an entsprechende Rezeptoren auf der T-Zelle.

Welche Aussage kann aus dem Text abgeleitet werden?

A) Antigene werden von Antikörpern produziert.
B) MHC-II dient der Antigen-Präsentation.
C) Antigene werden von den T-Zellen exozytiert.
D) Antigene stammen i. d. R. von körpereigenen Zellen.
E) T-Zellen dienen der unspezifischen Immunabwehr.

16. Hämgruppen sind im Hämoglobin so angeordnet, dass O_2 nur an einer Seite des Fe^{2+} binden kann. Auf der anderen Seite des Fe^{2+} bindet die Imidazolgruppe des proximalen Histidin F8. Auf der gegenüberliegenden Seite des Fe^{2+} befindet sich ein distales Histidin E7, welches aber weiter von der Hämgruppe entfernt ist und auch keinen direkten Kontakt zum Fe^{2+} hat. Dadurch ist auf der Seite des Histidin E7 ausreichend Raum für die Bindung des O_2 gegeben. Die Imidazolgruppe des proximalen Histidin F8 zieht das Fe^{2+} an, sodass sich die gesamte Hämgruppe dem Histidin F8 entgegenwölbt. Hämoglobin befindet sich dadurch in einem Spannungszustand (T-Zustand). Bindet O_2, werden Fe^{2+} und Histidin F8 in die Ebene der Hämgruppe gezogen, die Helix F folgt dieser Bewegung. Durch Wechselwirkungen zwischen den Untereinheiten kommt es daraufhin zu Verschiebungen im gesamten Hämoglobinmolekül, die letztlich zum entspannten R-Zustand und einer erhöhten O_2-Affinität aller vier Untereinheiten führen.

Welche der folgenden Aussagen lässt sich oder lassen sich aus den Inhalten des Textes ableiten?

I. Sauerstoff bindet im Hämoglobin an Histidin E7.
II. Die Imidazolgruppe des Histidin F8 bewirkt eine Strukturänderung des Hämoglobins.
III. O_2 führt dazu, dass das Hämoglobin vom T- in den R-Zustand übergeht.
IV. Sinnvollerweise könnte das „R" im R-Zustand für „relaxed" stehen.

A) Jede der Aussagen.
B) Aussagen II, III und IV.
C) Aussagen I und II.
D) Aussagen II und III.
E) Aussagen III und IV.

17. Beim Abbau von Purinbasen fällt Harnsäure an. Bei der Chemotherapie kommt es durch den Abbau von Tumoren zu einer massiven Zerstörung von Tumorzellen, deren Bestandteile abgebaut werden müssen. Dabei kommt es auch zu einem Anstieg des Nucleinsäureabbaus. Durch die folglich ansteigende Harnsäure-Konzentration besteht die Gefahr eines sog. Tumorlyse-Syndroms. Hierbei übersteigt die Menge der entstehenden Harnsäure ihr Löslichkeitsprodukt im Blut. Sie kann auskristallisieren und zu einem akuten Nierenversagen führen. Daher ist bei einer Chemotherapie die Kontrolle der Harnsäure-Konzentration im Blut wichtig.

    Welche der folgenden Aussagen lässt sich oder lassen sich aus den Inhalten des Textes ableiten?

    I. Bei der Behandlung von Tumorerkrankungen mit Chemotherapie gilt es, die Harnstoffkonzentration im Blut zu überwachen.
    II. Das Tumorlyse-Syndrom wird durch den verstärkten Abbau von Nucleinsäuren hervorgerufen.
    III. Harnsäure ist in gewissem Maße (wasser-)löslich.
    IV. Eine Chemotherapie kann letztendlich zu Leberversagen führen.

    A) Jede der Aussagen.
    B) Aussagen I, II und III
    C) Aussagen II, III und IV.
    D) Aussagen II und III.
    E) Aussagen III und IV.

18. Nosokomiale Infektionen stehen in zeitlichem Zusammenhang mit einem Krankenhausaufenthalt oder einer stationären medizinischen Behandlung (auch Pflegeeinrichtungen o. ä.). Ihre Erreger gehören bei Gesunden nicht selten zur normalen bakteriellen Flora und entwickeln ihre Pathogenität erst bei Immunschwäche oder Stress (fakultativ pathogen) sowie bei Standortwechsel der Keime (z. B. E. coli als Auslöser einer Pneumonie). Durch vermehrten Einsatz von Antibiotika im stationären Umfeld konnten einige Bakterienstämme Resistenzen und Multi-Resistenzen entwickeln, die die Behandlung einer manifesten Infektion sehr schwierig machen. Einrichtungen müssen daher eine gewissenhafte Ausbreitungsprophylaxe betreiben. Bei der Behandlung von septischen Schocks oder Erregern mit breiten Resistenzspektren kommen mehrere antibiotische Wirkstoffe als Kombinationstherapie zum Einsatz.

    Welche Aussage kann aus dem Text abgeleitet werden?

    A) Unschädliche (apathogene) E. coli-Bakterien kommen natürlicherweise in der Lunge vor.
    B) E. coli wirkt fakultativ pathogen.
    C) Viren können Resistenzen entwickeln.
    D) Fakultativ pathogen wirkende Bakterien leben auch auf dem/im gesunden menschlichen Körper.
    E) Antibiotika umgehen die Resistenzen von Bakterien.

19. Die Aortendissektion ist ein hochakutes, lebensgefährliches Krankheitsbild. Sie beschreibt die Aufspaltung der aortalen Gefäßwand, die in den meisten Fällen durch einen Einriss der Intima mit nachfolgender Einblutung in die Media entsteht, was zur Ausbildung eines Falschlumens führt. Symptomatisch ist ein plötzlich einsetzender Vernichtungsschmerz in Thorax, Rücken oder Abdomen. Darüber hinaus kann es zur Verlegung abgehender Gefäße kommen mit entsprechenden Ischämien wie Apoplex, Myokardischämie oder abdominellen Organischämien als ebenfalls lebensbedrohliche Folgeerkrankungen. In 65 % der Fälle ist die Dissektion in der Aorta ascendens lokalisiert, in 5–10 % im Aortenbogen, in 30 % der Fälle kaudal davon. Als Risikofaktoren gelten arterielle Hypertonie, Arteriosklerose, Zustand nach Operation mit eröffneter Aorta, mukoide mikrozystische Degenerationen der Media, Drogenabusus oder Bindegewebserkrankungen wie das Marfan-Syndrom.

    Welche Aussage kann aus dem Text abgeleitet werden?

    A) Die Wand der Aorta besteht (u. a.) aus einer Intima und einer Media.
    B) Eine Aortendissektion resultiert mitunter aus einer Myokardischämie.
    C) Die Aorta ascendens hat eine dünne Intima und ist daher häufiger Ort einer Aortendissektion.
    D) Adipositas ist ein Risikofaktor für die Aortendissektion.
    E) Arterielle Hypotonie kann zu einer Aortendissektion führen.

20. Isoliertes Hämoglobin färbt sich in Gegenwart von O_2 mit der Zeit schokoladenbraun. Ursache ist die Oxidation der Eisen-Ionen der Hämgruppen von Fe^{2+} zu Fe^{3+}. Die oxidierte Form des Hämoglobins wird als Methämoglobin (Met-Hb) bezeichnet. Dieses kann keinen O_2 mehr binden. Die NADH + H^+-abhängige Methämoglobin-Reduktase kann Met-Hb in Hämoglobin zurückwandeln. Das NADH stammt hierbei aus der Glykolyse. Bei der Oxidation von Hämoglobin entsteht neben Met-Hb auch das reaktive Superoxidion (O_2^-), das die Zelle (z. B. Fettsäuren in der Membran) schädigen kann. Durch Aufnahme eines zweiten Elektrons entsteht mithilfe der Superoxiddismutase aus dem Superoxidradikal ein Peroxidanion (O_2^{2-}). Dieses kann mit zwei Protonen auf zwei Wegen in H_2O umgewandelt werden: Mittels Katalase und mittels Glutathion.

    Welche der folgenden Aussagen lässt sich oder lassen sich aus den Inhalten des Textes ableiten?

    I. Hämoglobin hat immer eine rote Farbe.
    II. Met-Hb hat eine erhöhte O_2-Bindungskapazität.
    III. Die Met-Hb-Reduktase baut Met-Hb vollständig ab.
    IV. Superoxiddismutase und Katalase bzw. Glutathion wirken entgegengesetzt.

    A) Aussagen I und III.
    B) Keine der Aussagen.
    C) Nur Aussage II.
    D) Nur Aussage III.
    E) Nur Aussage IV.

21. Bei der amyotrophen Lateralsklerose (ALS) erkrankt das motorische System sowohl in seinen zentralen (Gehirn und Pyramidenbahn) als auch in seinen peripheren (motorische Nerven) Anteilen. Sind motorische Nervenzellen im Rückenmark betroffen, führt dies zu unwillkürlichen Muskelzuckungen (Faszikulationen), Muskelschwund (Atrophie) und Muskelschwäche (Paresen) an Armen und Beinen sowie der Atemmuskulatur. Sind die motorischen Nervenzellen des Hirnstamms betroffen, ist die Sprach-, Kau- und Schluckmuskulatur geschwächt. Eine Zerstörung der motorischen Hirnrinde führt zu einer Muskellähmung, aber auch zur Erhöhung des Muskeltonus in Form einer spastischen Lähmung. Da v. a. Nervenzellen mit langen Axonen betroffen sind (z. B. Betz-Riesenzellen und α-Motoneurone), besteht die Vermutung, dass ALS auf gestörten axonalen Transportmechanismen beruht. Eine Heilung der Krankheit ist bislang nicht möglich. Das Medikament Riluzol kann lediglich eine Prognoseverbesserung um wenige Monate bewirken. Meist versterben die Betroffenen am Versagen der Atemmuskulatur. Hierbei kommt es i. d. R. zu langsam ansteigenden CO_2-Spiegeln der Luft, was eine zunehmende Sedierung (Einschläferung) der Patienten bewirkt. Der Erstickungsprozess geht somit meist nicht mit subjektiver Atemnot einher.

    Die amyotrophe Lateralsklerose (ALS) ...

    A) ... kann zu Sensibilitätsstörungen an den Extremitäten führen.
    B) ... äußert sich in rein peripheren Schädigungen motorischer Nerven.
    C) ... kann zu einer spastischen Lähmung führen.
    D) ... betrifft v. a. Nervenzellen mit vielen Axonen.
    E) ... führt meist durch Ausfall der Herzmuskulatur zum Tod.

22. Die Erkennung von Mikroorganismen durch das angeborene Immunsystem erfolgt über sog. Pattern Recognition Receptors (PRRs). Hierbei handelt es sich um Rezeptorproteine des Immunsystems, die molekulare Strukturen erkennen, die für Krankheitserreger oder generell gefährliche Situationen charakteristisch sind. PRRs erkennen in diesem Rahmen Pathogen-assoziierte molekulare Muster (PAMPs) und Gefahr-assoziierte molekulare Muster (DAMPs). Eine der wichtigsten Subgruppen der PRRs sind die sog. Toll-like-Rezeptoren (TLRs). Sie befinden sich in den Zellmembranen von Endothelzellen, dendritischen Zellen, Makrophagen und verschiedenen anderen Zellen des Immunsystems. Die meisten TLRs werden durch Moleküle aktiviert, die generell für Prokaryonten charakteristisch sind. Letztlich kommt es zu einer Aktivierung des Transkriptionsfaktors NFκB. Bei ihm handelt es sich um einen der wichtigsten Transkriptionsfaktoren für Zytokine und Adhäsionsmoleküle. Es wurden bislang zehn unterschiedliche TLRs identifiziert. Am bekanntesten ist der TLR4, der an der Erkennung von Lipopolysacchariden (LPS) beteiligt ist, Membranlipiden auf der Außenmembran gramnegativer Bakterien, die als Endotoxin wirken.

    Welche der folgenden Aussagen lässt sich oder lassen sich aus den Inhalten des Textes ableiten?

    I. PAMPs und DAMPs sind Arten von PRRs.
    II. Dendritische Zellen besitzen Toll-like-Rezeptoren.
    III. NFκB ist ein Aktionsfaktor.
    IV. LPS sind PAMPs oder DAMPs.

    A) Aussagen I, II und III.
    B) Aussagen II und IV.
    C) Aussagen II und III.
    D) Aussagen I und III.
    E) Aussagen I und IV.

23. Die Menge an O_2, die Hämoglobin in der Lunge aufnimmt, hängt vom Partialdruck des Sauerstoffs in Atemluft bzw. Blut ab, von dem Druck also, unter dem O_2 in dem Gasgemisch in Luft bzw. Blut steht. O_2 diffundiert in Richtung des niedrigeren Drucks, bis die Druckdifferenz ausgeglichen ist. Der O_2-Partialdruck in der Alveolarluft ($P_{A\,O2}$) beträgt 13,3 kPa = 100 mmHg. In der kurzen Zeit, in der das Blut während eines Luftzugs an den Alveolen entlangfließt (ca. 0,5 sek.), steigt der O_2-Partialdruck im Blut (P_{O2}) auf ca. 12 kPa = 90 mmHg. Ermöglicht wird dies durch den kurzen Diffusionsweg und die große Austauschfläche. Das Hämoglobin im Lungenvenenblut ist zu 97 % mit O_2 gesättigt. In den peripheren Geweben wird dem Blut O_2 entzogen, denn der P_{O2} beträgt dort nur noch ca. 5,3 kPa = 40 mmHg. Dabei sinkt die O_2-Konzentration im Blut nur um ca. 25 %. Dem entspricht eine O_2-Sättigung im venösen Blut von 75 %.

    Welche der folgenden Aussagen lässt sich oder lassen sich aus den Inhalten des Textes ableiten?

    I. Luftsauerstoff diffundiert in Richtung des niedrigeren Drucks.
    II. Im Allgemeinen gilt: Je kürzer der Diffusionsweg und je größer die Austauschfläche, desto stärker der Gasaustausch.
    III. In den peripheren Geweben wird nahezu der gesamte im Blut gebundene Sauerstoff abgegeben.
    IV. 8,0 kPa entspricht in etwa 60 mmHg.

    A) Jede der Aussagen.
    B) Aussagen I, II und IV.
    C) Aussagen I und II.
    D) Aussagen III und IV.
    E) Nur Aussage I.

24. Der Mensch besitzt mehrere Puffersysteme, die akute pH-Wert-Schwankungen des Bluts ausgleichen und den Blut-pH-Wert konstant um 7,4 (+/− 0,05) halten. 99,99 % aller plötzlich anfallenden Protonen werden über die Puffersysteme abgefangen. Das Kennzeichen offener Puffersysteme ist, dass Reaktionspartner aus dem System entfernt werden können (z. B. über Lunge und Niere). Das wichtigste offene Puffersystem ist das Bikarbonat-System. Es macht sich zunutze, dass unter physiologischen Bedingungen Bikarbonat (HCO_3^-) mit H^+ über Kohlensäure zu Wasser und Kohlendioxid reagiert. Da einige der Reaktionspartner ausgeschieden werden können, kann die Richtung der Gleichung beeinflusst werden. Steigt die Konzentration der korrespondierenden Base HCO_3^-, steigt der pH-Wert. Steigt die Konzentration des als schwache Säure wirkenden CO_2, sinkt der pH. Dies macht sich der menschliche Körper zunutze, um pH-Entgleisungen auszugleichen. Kommt es durch Erbrechen zur Ausscheidung von Magensäure und damit zu einer metabolisch bedingten Alkalose, kann z. B. die Atmung etwas gedrosselt werden, sodass weniger CO_2 abgeatmet wird und der systemische pH wieder absinkt.

Welche der folgenden Aussagen lässt sich oder lassen sich aus den Inhalten des Textes ableiten?

I. Geht man davon aus, dass offene Puffersysteme die größte Pufferwirkung haben, ist der Bikarbonat-Puffer der insgesamt wichtigste/stärkste Puffer im menschlichen Körper.
II. Es gilt: Bikarbonat + H^+ → Kohlensäure → Wasser + Kohlendioxid.
III. Einige der in Aussage II aufgeführten Stoffe können über die Lunge oder die Nieren ausgeschieden werden.
IV. Es gilt vereinfacht gesagt: Je mehr CO_2 im Blut, desto niedriger der pH.

A) Jede der Aussagen.
B) Aussagen I, II und III.
C) Aussagen I und IV.
D) Aussagen II, III und IV.
E) Aussagen II und III.

Übungsset 7

Beantworten Sie die Fragen zu folgenden medizinisch-naturwissenschaftlichen Texten.
(TMS: 60 Min. für 24 Aufgaben, EMS: 50 Min. für 20 Aufgaben)

1. Bei Gallensteinen unterscheidet man drei Formen: Cholesterinsteine, Pigmentsteine und gemischte Steine. Cholesterinsteine machen 80 % aller Steine aus und entstehen, wenn in der Gallenflüssigkeit ein Ungleichgewicht zwischen löslichen Substanzen (zu wenig Gallensäure und Phospholipide) und unlöslichen Substanzen (zu viel Cholesterin) besteht. Unterstützt wird die Bildung durch eine Motilitätsstörung der Gallenblase. Letztendlich führt dies dazu, dass Kristalle ausfallen und sich zusammenlagern. Gallensteine können symptomlos bleiben, aber auch zu Koliken und Entzündungen führen. Als empirische Risikofaktoren gelten die 5 F: female, forty, fair (blond), fat, fecund (fruchtbar). Pigmentsteine enthalten viel Bilirubin und entstehen, wenn z. B. bei einer chronischen Hämolyse vermehrt Bilirubin anfällt. Gemischte Steine sind Mischformen.

   Welche Aussage zu Gallensteinen trifft zu?

   A) Gallensteine bestehen zu 80 % aus Cholesterin.
   B) Gallensteine führen meist zu Koliken und Entzündungen.
   C) Blonde Frauen in ihren Vierzigern sind eine Risikogruppe für Gallensteine.
   D) Vermehrtes Bilirubin kann zu einer chronischen Hämolyse führen.
   E) Im Text finden sich keine Aussagen zur Pathogenese (Krankheitsentstehung).

2. Die Erythrozyten-Membran trennt im Blut zwei Räume voneinander, die weitgehend gleiche Osmolarität zeigen (isotonische Lösungen). Die Osmolarität gibt an, wie viele Mol osmotisch aktiver Moleküle oder Ionen in einem Liter Flüssigkeit gelöst sind. Steigt die Osmolarität auf einer Seite der Membran, so versucht das System die ungleiche Osmolarität auszugleichen. Das gelingt am raschesten, indem Wasser aus dem Raum mit der geringsten Osmolarität durch die Membran in den Raum mit der höchsten Osmolarität eindringt. Wird eine Erythrozyten-Suspension in eine isotonische Lösung (z. B. 0,9%-ige NaCl-Lösung 0,154 M = 0,308 osmolar) gebracht, so bleiben die Erythrozyten über einige Zeit intakt. In destilliertem Wasser würden die Konzentrationsunterschiede zu Hämolyse führen.

   Welche Aussage trifft NICHT zu?

   A) Zwischen isotonischen Lösungen findet weniger Teilchenaustausch statt.
   B) Im Inneren von Erythrozyten befindet sich 0,9%-ige 0,308 osmolare NaCl-Lösung.
   C) Isotonische Lösungen verfügen über identische Mol-Zahlen osmotisch aktiver Moleküle.
   D) Es ist sinnvoll, auch bei durch undurchlässige Membranen getrennten Flüssigkeiten von isotonisch und nicht-isotonisch zu sprechen.
   E) Das Prinzip der Osmose gilt auch für Ionen.

3. In den Geweben und in der Lunge steht gasförmiges CO_2 im Gleichgewicht mit physikalisch gelöstem CO_2. Die Konzentration des in einer Flüssigkeit physikalisch gelösten Gases CO_2 ist proportional zu seinem Partialdruck, pCO_2, wenn die Temperatur konstant gehalten wird: $c(CO_2) = a \cdot pCO_2$. Während der Biochemiker die Beschreibung des Systems durch die molare Konzentration des gelösten CO_2 bevorzugt, wird in der Klinik meist der pCO_2 in mmHg angegeben. Da die beiden Größen aber direkt proportional sind, lassen sie sich einfach umrechnen. Der Partialdruck einer Komponente eines Gasgemisches ist der Druck, den diese Komponente ausüben würde, wenn sie allein zugegeben wäre. Die Summe aller Partialdrücke ist gleich dem Gesamtdruck, unter dem das System steht, also im Regelfall dem barometrischen Luftdruck.

   Welche Aussage trifft zu?

   A) $c(CO_2) = a \cdot pCO_2$ beschreibt, wie die molare CO_2-Konzentration in mmHg umgerechnet werden kann.
   B) $c(CO_2)$ und pCO_2 sind direkt proportional zueinander.
   C) In der Lunge befindet sich nur gasförmiges CO_2.
   D) Die molare CO_2-Konzentration ist präziser als die Angabe in mmHg.
   E) Der barometrische Luftdruck ist kleiner als dessen Partialdrücke.

4. Der individuelle Insulinspiegel wird klinisch als „Internationale Einheit" (IE) angegeben. Die Internationale Einheit wird für verschiedene in der Medizin verwendete Arzneistoffe angewendet. Dabei dient sie nicht nur für die Quantifizierung von Probenmengen, sondern wird auch für die Dosierung von Präparaten verwendet. Die Einheit orientiert sich nicht an der Stoffmenge eines Stoffes, sondern an seiner pharmakologischen Wirkung. Sie wird mittels international vereinbarter Standards bzw. Referenzpräparaten von der WHO definiert. Für jeden Arzneistoff ist daher das Verhältnis zwischen IE und Stoffmenge anders.

   Die Internationale Einheit ...

   A) ... wird zur Dosierung von Medikamenten genutzt.
   B) ... beschreibt vereinheitlichte Symptome von Krankheiten.
   C) ... wird nur für Insulin definiert.
   D) ... findet in der Forschung keine Anwendung.
   E) ... gilt nur als grober Richtwert für die Quantifizierung von Probenmengen.

5. Trypsin ist ein im Pankreas synthetisiertes Verdauungsenzym, das als inaktives Trypsinogen in das Duodenum sezerniert und dort durch limitierte Proteolyse zu Trypsin aktiviert wird. Dies erfolgt durch Abspaltung des N-terminalen Hexapeptids Val-4 × Asp-Lys durch die Enteropeptidase der Dünndarmmukosazellen und anschließend autokatalytisch durch aktives Trypsin. Trypsin ist eine Endopeptidase mit einer für Verdauungsenzyme hohen Spezifität. Es hydrolysiert Peptidbindungen nur an der Carboxylseite der Aminosäuren Arginin und Lysin. Für die Spaltung müssen die Proteine denaturiert vorliegen, helikale Strukturen werden von Trypsin nicht hydrolysiert.

   Welche Aussage zu Trypsin trifft zu?

   A) Es gilt: Trypsin = Trypsinogen + Hexapeptid.
   B) Der Wirkort des Trypsins ist das Pankreas. [Die Bezeichnung „*das* Pankreas" ist korrekt.]
   C) Trypsin wirkt eher unspezifisch.
   D) Denaturierte Proteine können von Trypsin nicht gespalten werden.
   E) Trypsin spaltet Peptidbindungen.

6. Die Verteilung der fünf Isoenzyme der Laktatdehydrogenase (LDH) ist in unterschiedlichen Organen und Geweben verschieden. Als Beispiel soll hier das Isoenzymmuster der Erythrozyten untersucht werden. Die unterschiedlichen Isoenzymmuster können dazu dienen, die Herkunft einer erhöhten LDH-Aktivität im Blutplasma zu identifizieren. So finden sich z. B. nach einem Herzinfarkt fast ausschließlich die Herzmuskel-Isoenzyme LDH1 und LDH2, bei einer Lebererkrankung das Leber-Isoenzym LDH5 im Blutplasma. Wegen der geringen Empfindlichkeit und des großen Zeitbedarfs einer Elektrophorese wird die elektrophoretische Isoenzym-Trennung in der klinischen Diagnostik kaum mehr verwendet.

   Welche Aussage zu dem beschriebenen Experiment lässt sich aus dem Text herleiten?

   A) Nur die Laktatdehydrogenase besitzt Isoenzyme.
   B) LDH2 im Blut ist ein Zeichen einer Lebererkrankung.
   C) Die fünf LDH-Isoenzyme heißen am ehesten LDH1–5.
   D) Isoenzyme lassen sich elektromagnetisch trennen.
   E) Isoenzym-Trennung wird in der klinischen Diagnostik kaum mehr verwendet.

7. Insulin ist ein Peptidhormon, das die Glucose-Aufnahme in die Zellen reguliert. Es besteht aus zwei Untereinheiten: der A-Kette aus 21 Aminosäuren und der B-Kette aus 30 Aminosäuren. Insulin wird in den Betazellen der Langerhans-Inseln produziert. Bei Diabetes Typ I kommt es aufgrund einer Insulinresistenz zu einem Insulinmangel. Um die Glucose-Konzentration im Blut zu regulieren, müssen sich Diabetes-Patienten Insulin spritzen. Dabei werden häufig auch Insulin-Analoga verwendet. Durch genetische Modifikation konnten einzelne Aminosäuren ausgetauscht werden und so schneller wirksame Insulinpräparate und sog. Depot-Präparate, bei denen Insulin langsam und kontinuierlich freigesetzt wird, hergestellt werden.

   Welche der folgenden Aussagen lässt sich oder lassen sich aus den Inhalten des Textes ableiten?

   I. Im Text finden sich keine Aussagen über den Aufbau des Insulins.
   II. Die Insulin-produzierenden Langerhans-Zellen befinden sich in den Nebennieren.
   III. Es gilt „Insulin ist nicht gleich Insulin."
   IV. Diabetes-Patienten sollten auf Insulin verzichten.

   A) Nur Aussage I.
   B) Nur Aussage III.
   C) Aussagen II und III.
   D) Aussagen I und IV.
   E) Aussagen II und IV.

8. Glutathion (GSH) ist ein Tripeptid aus den Aminosäuren Glu-Cys-Gly. Cystein exponiert dabei die funktionell entscheidende redoxaktive SH-Gruppe. Glutathion ist das wichtigste Antioxidans der Erythrozyten. Es besitzt bei pH 7 zwei negative und eine positive Ladung. Über die freie SH-Gruppe können sich zwei GSH-Moleküle zum Disulfid (GSSG) verbinden. Dieses besitzt bei pH 7 vier negativ und zwei positiv geladene Gruppen. Die Reduktion des GSSG wird von der NADPH-abhängigen Glutathionreduktase katalysiert. Das NADPH + H^+ stammt aus dem Pentosephosphatweg.

   Welche der folgenden Aussagen lässt sich oder lassen sich aus den Inhalten des Textes ableiten?

   I. Cystein verfügt über eine SH-Gruppe.
   II. Ohne Cystein könnte Glutathion seiner physiologischen Funktion vermutlich nicht nachgehen.
   III. Die Glutathionreduktase ist auf Stoffwechselprodukte des Pentosephosphatwegs angewiesen.
   IV. Bei pH > 7 ist Glutathion netto ungeladen.

   A) Jede der Aussagen.
   B) Aussagen I und II.
   C) Aussagen I, II und III.
   D) Aussagen II und IV.
   E) Aussagen II, III und IV.

9. In einem elektrischen Feld wandern gelöste negativ geladene Teilchen (Anionen) zur Anode, gelöste positiv geladene Teilchen (Kationen) zur Kathode. Proteine tragen (außer bei extremen pH-Werten) sowohl positiv als auch negativ geladene Gruppen. Wenn die Summe aller Ladungen eine negative Überschussladung (q) ergibt, wird das Protein in einem elektrischen Feld zur Anode wandern. Da die Wanderungsgeschwindigkeit für verschiedene Proteine sehr unterschiedlich sein kann, wird die Elektrophorese zur Trennung von Proteinen verwendet. Die Kraft K, die in einem elektrischen Feld auf die Teilchen wirkt, ist der elektrischen Feldstärke E und der Überschussladung q proportional; die elektrische Feldstärke E ist der Quotient aus Spannung U und Abstand d: $E = U/d$.

   Welche Aussage zu elektrischen Feldern trifft zu?

   A) Kationen wandern zur Anode.
   B) Proteine tragen immer positive und negative Ladungen.
   C) $q < 0$ bedeutet Wanderung der der Proteine im elektrischen Feld zur Anode.
   D) In einem elektrischen Feld gilt $K = E$.
   E) Die Wanderungsgeschwindigkeit von Proteinen im elektrischen Feld ist unabhängig von deren Gesamtladung.

10. X-Chromosomal-rezessive Erbgänge tragen das pathogene Allel auf dem X-Chromosom. Da Frauen zwei X-Chromosomen besitzen, von denen eines inaktiviert ist, erkranken sie nur dann, wenn beide X-Chromosomen das veränderte Allel tragen. Ist nur ein Chromosom betroffen, ist die Frau phänotypisch gesund, kann das Gen jedoch als Konduktorin an ihre Kinder weitergeben. Ist der Vater gesund, besteht für jedes Kind eine 50%-ige Wahrscheinlichkeit, das veränderte Gen ebenfalls zu erhalten. Betroffene Söhne erkranken, Töchter sind wiederum Konduktorinnen. Männliche Konduktoren kann es nicht geben, da diese nur ein X-Chromosom besitzen und folglich immer erkranken. [...] Als Heterozygotenfrequenz bezeichnet man den Anteil der heterozygoten Träger eines veränderten Allels in der Bevölkerung. Sie wird eingesetzt, um das Erkrankungsrisiko eines Kindes bzgl. eines rezessiv vererbten Merkmals abzuschätzen, wenn der Genotyp der Eltern unbekannt, aber die Zahl der homozygoten Merkmalsträger in der Population bekannt ist.

    Welche der folgenden Aussagen lässt sich oder lassen sich aus den Inhalten des Textes ableiten?

    I. Die Heterozygotenfrequenz beschreibt die Wahrscheinlichkeit eines Neugeborenen zu erkranken.
    II. Eine Konduktorin trägt das erkrankte Gen, ohne die Symptome zu zeigen.
    III. Es gibt bei Männern nur drei Möglichkeiten: Kein erkranktes Allel, Konduktor, zwei erkrankte Allele.
    IV. X-Chromosomen können bei Männern inaktiviert werden.

    A) Aussage II und III.
    B) Nur Aussage I.
    C) Nur Aussage II.
    D) Nur Aussage III.
    E) Aussagen III und IV.

11. Die Schizophrenie umfasst einen sehr weitreichenden Symptomkomplex mit unterschiedlichen Verlaufsformen. Betroffen sind i. d. R. Wahrnehmung und Denken, die Interaktionen mit der Umwelt, Affekte und Psychomotorik. Hieraus ergeben sich Symptome wie Halluzinationen (oft akustischer Natur), Wahnvorstellungen und Ich-Störungen sowie eine Reihe an „Negativsymptomen" wie sozialer Rückzug und Affektabflachung. Im Rahmen des ICD-10-Katalogs wird zudem die klassische paranoide Schizophrenie von anderen Formen (z. B. kataton, hebephren) und wahnhaften Störungen unterschieden. Zu therapeutischen Maßnahmen werden Dopaminantagonisten eingesetzt. Die Therapie mit Antipsychotika sollte dabei zunächst als Monotherapie erfolgen.

    Welche der folgenden Aussagen lässt sich oder lassen sich aus den Inhalten des Textes ableiten?

    I. Die Krankheit Schizophrenie ist im Allgemeinen sehr gut erforscht.
    II. Schizophrene wechseln in ihrer Persönlichkeit zwischen verschiedenen Charakteren.
    III. Es existieren genau drei Formen der Schizophrenie.
    IV. Dopaminantagonisten können Schizophrenie heilen.

    A) Keine der Aussagen.
    B) Nur Aussage I.
    C) Nur Aussage II.
    D) Nur Aussage III.
    E) Nur Aussage IV.

12. Im Stoffwechsel liegt die Glucose nur zu einem sehr geringen Anteil offenkettig vor. Durch eine Reaktion zwischen der Aldehydgruppe am C_1-Atom und der OH-Gruppe am C_5-Atom entsteht ein intramolekulares Halbacetal. Beim Umwandeln der Fischer- in die Ringformel wird eine rechtsständige OH-Gruppe zu einer α-OH-Gruppe. Anomere Formen α und β wandeln sich in Lösung ineinander um. Zwischen α-D-Glucose und β-D-Glucose stellt sich ein Gleichgewicht ein (β : α = 2 : 1). Dies wird auch als Mutarotation bezeichnet. Halbacetale sind sehr reaktiv und haben reduzierende Eigenschaften. Sie können glykosidische Bindungen zu anderen Molekülen eingehen. O-glykosidisch: Die halbacetalische, glykosidische OH-Gruppe knüpft eine Verbindung zu einer OH-Gruppe eines anderen Moleküls; N-glykosidisch: Die halbacetalische, glykosidische OH-Gruppe geht mit einer NH-Gruppe eine Bindung ein.

    Welche Aussage zu Zuckern trifft zu?

    A) Die offenkettige und geschlossene Form der Glucose stehen normalerweise in einem Verhältnis von 2 : 1.
    B) Bei der Glucose befindet sich am C_5-Atom eine OH-Gruppe.
    C) Nur bei der N-glykosidischen Bindung ist eine OH-Gruppe beteiligt.
    D) Halbacetale stellen die stabilste Form der Glucose dar.
    E) Die Fischer-Formel zeigt Glucose in ihrer Ringform.

13. Blutgruppen entscheiden über die Kompatibilität von Blut bei Transfusionen. Bei Unverträglichkeit kommt es zur Agglutination. Entscheidend sind hier das AB0- und das Rhesus-System. Bei den Blutgruppen A, B und AB gibt es beide Antigene A und B (beides Tetrasaccharide), bei Blutgruppe 0 besteht das Antigen aus einem Trisaccharid und wird als H-Antigen bezeichnet. Antikörper gegen AB0-Antigene entwickeln sich nicht erst im Anschluss an die Bluttransfusion, sondern sind bereits vorher im Blut vorhanden. Sie entstehen als Antwort auf Kohlehydrate, die von verschiedenen Darmbakterien exponiert werden. Die Mischung nicht-kompatibler Blutgruppen führt zur Agglutination durch eine Interaktion aus Antikörpern und Oberflächenantigenen der Erythrozyten. Die für die Agglutination verantwortlichen Antikörper des AB0-Systems, die Agglutinine, sind IgM-Antikörper.

    Welche Aussage zu den Blutgruppen trifft zu?

    A) Agglutination ist die Folge der Vermischung von Blut inkompatibler Blutgruppen.
    B) IgM ist eine Art von Antigenen.
    C) Der Text geht auf Unterschiede zwischen dem AB0- und dem Rhesus-System ein.
    D) Bluttransfusionen sind auch ohne Kenntnis der Blutgruppe des Empfängers unproblematisch.
    E) Alle Antikörper sind Agglutinine, der umgekehrte Fall trifft jedoch nicht zu.

14. Beim Glucose-6-phosphat-Dehydrogenase-Mangel (Favismus) handelt es sich um den weltweit häufigsten angeborenen Enzymdefekt. Durch den X-chromosomal vererbten Defekt wird weniger NADPH + H^+ gebildet. Sie sind jedoch entscheidend für die Reduktion von Glutathion. Ohne reduzierendes Glutathion fehlt ein wichtiger Oxidationsschutz und es besteht eine Prädisposition für eine Schädigung der Erythrozytenmembran durch reaktive Sauerstoffspezies. Träger des mutierten Allels haben ein geringeres Risiko, an Malaria zu erkranken, was im Sinne eines Selektionsvorteils zur weiten Verbreitung mutierter Allele beigetragen hat. In den meisten Fällen sind die Betroffenen lebenslang asymptomatisch. Erhöhter oxidativer Stress oder die Einnahme verschiedener Medikamente kann jedoch zu hämolytischen Krisen sowie Bauchschmerzen, Fieber und Ikterus führen.

    Welche Aussage zu dieser Erkrankung trifft zu?

    A) Die Struktur von NADPH + H^+ ist auf dem X-Chromosom codiert.
    B) Durch den NADPH + H^+-Mangel wird die Erkrankungswahrscheinlichkeit für Malaria gesenkt.
    C) Die Ursache für hämolytische Krisen liegt meist im Favismus.
    D) Durch ihre zwei X-Chromosomen sind Frauen häufiger von Favismus betroffen.
    E) Glutathion ist ein wichtiger Oxidationsschutz.

15. HI-Viren sind sog. Retroviren, die einen Verlust an T-Zellen verursachen. Bei einer HIV-Infektion ist CD4 der entscheidende Virusrezeptor. Er wird insbesondere von T-Helferzellen exponiert. Das Glykoprotein gp120 der Viren bindet direkt an CD4. Durch die virale reverse Transkriptase wird die Virus-RNA in DNA übersetzt und anschließend ins Wirtsgenom integriert. Im Rahmen der körpereigenen Immunreaktion werden mit HIV infizierte T-Zellen eliminiert und es kommt zur Immunschwäche, sodass aus einer HIV-Infektion die Krankheit AIDS (erworbenes Immunschwäche-Syndrom) wird. Bei der hochaktiven antiretroviralen Therapie (HAART) werden mehrere Wirkstoffe kombiniert, die die Replikation der Wirtszellen blockieren.

    Welche Aussage zu HIV trifft zu?

    A) HI-Viren zerstören T-Zellen.
    B) HAART blockiert direkt die Vermehrung der Viren.
    C) AIDS ist die Vorstufe von HIV.
    D) HI-Viren enthalten gp120.
    E) HI-Viren besitzen CD4.

16. In der organischen Chemie werden meist die Umwandlungen von Verbindungen durch chemische Reaktionen betrachtet, welche hauptsächlich aus Kohlenstoffatomen aufgebaut sind. Ein Kohlenstoffatom kann je nach Hybridisierung (sp^3, sp^2 oder sp) vier, drei oder zwei Substituenten besitzen. Man spricht hier auch von Bindigkeit. Der vierbindige Kohlenstoff ist sp^3-hybridisiert. Die vier von ihm ausgehenden Atombindungen weisen in die Ecken eines Tetraeders mit einem Bindungswinkel von 109,5°. Dabei sind die C-Atome untereinander durch σ-Bindungen verbunden. Um die C-C-Bindungsachse besteht freie Drehbarkeit. Ein sp^2-hybridisiertes C-Atom kann zu einem anderen Atom eine Doppelbindung ausbilden. Hier unterscheidet man σ- und eine π-Bindungen. Von dem sp^2-C-Atom gehen insgesamt drei σ- und eine π-Bindung aus, wobei die drei σ-Bindungen in einer Ebene mit einem Bindungswinkel von 120° liegen.

    Welche Aussage trifft NICHT zu?

    A) sp_2-hybridisierte Kohlenstoffatome besitzen drei Substituenten.
    B) δ-Bindungen verfügen über einen Winkel von 109,5°.
    C) Auf die sp-Hybridisierung wird in dem Textabschnitt kaum eingegangen.
    D) Kohlenstoffverbindungen können z. B. planar oder tetraedrisch konstruiert sein.
    E) Auf Dreifachbindungen beim Kohlenstoffatom wird in dem Textabschnitt kaum eingegangen.

17. Ersetzt man in einem gesättigten Kohlenwasserstoff ein H-Atom durch eine OH-Gruppe (Hydroxylgruppe), so erhält man einen Alkohol. Der einfachste aliphatische Alkohol ist das Methanol (CH_3OH), es folgt Ethanol (= Ethylalkohol, CH_3CH_2OH) usw. Die niederen Alkohole sind bei Raumtemperatur flüssig. Vergleich man die Siedepunkte von Methanol (65 °C) bzw. Ethanol (78 °C) mit dem eines Kohlenwasserstoffs mit vergleichbarem Molekulargewicht, wie Ethan (–89 °C) bzw. Propan (–45 °C), so wird deutlich, dass die Alkohole erheblich höhere Siedepunkte besitzen. Diese Unterschiede resultieren daraus, dass Alkohol-Moleküle untereinander Wasserstoff-Brücken ausbilden und sich dadurch zu höhermolekularen Assoziaten zusammenlagern. Primäre Alkohole besitzen die Hydroxylgruppe an einem C-Atom mit nur einem organischen Rest, sekundäre Alkohole an einem C-Atom mit zwei und tertiäre Alkohole an einem C-Atom mit drei organischen Resten. Bei diesen kann es sich z. B. um eine Alkylgruppe handeln, nicht jedoch um Wasserstoff.

    Welche Aussage zu Kohlenwasserstoffen trifft zu?

    A) Propan hat eine niedrigere Siedetemperatur als Ethan.
    B) Tertiäre Alkohole besitzen drei OH-Gruppen.
    C) Ethanol besteht aus drei Kohlenstoffatomen.
    D) Der Text suggeriert indirekt, dass Alkohole bei Raumtemperatur immer flüssig sind.
    E) Wasserstoff gilt nicht als organischer Rest.

18. Im Rahmen der delta (Δ)-Nomenklatur wird ausgehend vom Carbonsäure-Ende angefangen zu zählen und die Doppelbindung mit Δ und der Nummer angegeben, bei der die Doppelbindung(en) anfängt/anfangen (z. B. Linolensäure = Δ-9,12,15-Octadecatrien-Säure). Bei der ω-Nomenklatur wird beim Methyl-Ende der Fettsäure begonnen zu zählen und nur die Position, wo die erste Doppelbindung anfängt, mit einer Nummer angegeben (z. B. Linolsäure = ω-6-Fettsäure). Von den mehrfach ungesättigten Fettsäuren sind viele für den menschlichen Organismus lebensnotwendig, da er sie nicht selbst synthetisieren kann (essenzielle Fettsäuren). Essenzielle Fettsäuren sind langkettig, besitzen eine gerade Zahl an C-Atomen, sind unverzweigt und verfügen über isolierte Doppelbindungen in der cis-Konfiguration. [...] Wichtig ist zudem auch die Arachidonsäure, die aus Zellmembranen gespalten wird, um z. B. mittels Cyclooxygenase (COX) Prostaglandine zu synthetisieren.

    Welche Aussage zu Fettsäuren ist NICHT aus dem Text ableitbar?

    A) Prostaglandine werden mit/aus Arachidonsäure gebildet.
    B) Δ-9,12,15-Octadecatrien-Säure ist eine ω-6-Fettsäure.
    C) Linolensäure besitzt drei Doppelbindungen.
    D) Essenzielle Fettsäuren sind immer unverzweigt.
    E) Arachidonsäure ist keine essenzielle Fettsäure.

19. Unter der „Härte" von Wasser versteht man dessen Gehalt an Calcium-, Magnesium-, Strontium- und Bariumionen, wobei Sr^{2+} und Ba^{2+} im Trinkwasser nur in sehr kleinen Konzentrationen vorhanden sind. Insgesamt spiegelt die Menge an gelösten Calciumsalzen die dominierende Rolle, das Vorkommen von Magnesiumsalzen in höheren Konzentrationen ist meist örtlich bedingt (Nähe von Salzlagerstätten oder des Meeres). 1 Grad Deutsche Härte (1° dH) entspricht 0,1783 mmol/l an Ca^{2+}- und Mg^{2+}-Ionen. Die Bestimmung der Ionen in Wasser kann mithilfe eines Metallindikators (Eriochromschwarz-T) und eines Komplexbildners (EDTA = Ethylen-diamin-tetra-acetat) durchgeführt werden. In die Untersuchungslösung wird der Metallindikator gegeben. Dabei bildet sich ein weinrot gefärbter Indikator-Metallkomplex. Bei der anschließenden Titration mit EDTA bildet sich ein EDTA-Metallkomplex, der stabiler ist als der Indikator-Metallkomplex. Dieser ist blaugrün gefärbt.

    Welche Aussage zur „Wasser-Härte" trifft zu?

    A) Das Wasser ist in Deutschland überall etwa gleich „hart".
    B) Bei EDTA handelt es sich um einen Metallindikator.
    C) Wasser, EDTA und Eriochromschwarz-T ergeben zusammen eine weinrote Färbung.
    D) Mit Kochsalz lässt sich die „Härte" von Wasser künstlich erhöhen.
    E) 1° dH entspricht 0,1783 mmol/l an Ca^{2+}- und Mg^{2+}-Ionen.

20. In Versuch 1 wird zur pH-Messung ein pH-Meter verwendet. Gleichzeitig wird eine zweite Methode zur Bestimmung des pH erarbeitet. Sie beruht auf der photometrischen Messung der Lichtabsorption der gelb gefärbten Base eines einfarbigen Säure-Base-Indikators, nämlich des p-Nitrophenols. Hierzu wird mithilfe von Natronlauge p-Nitrophenol titriert. Anhand dieser Titration wird auf anschauliche Weise die Henderson-Hasselbalch-Gleichung wiederholt, welche die Abhängigkeit des pH-Werts vom Verhältnis c(Pufferbase)/c(Puffersäure) beschreibt. Mithilfe dieser Gleichung, die für alle schwachen Säuren gilt, kann ein unbekannter pH-Wert berechnet werden, wenn das Konzentrationsverhältnis aus Pufferbase und Puffersäure sowie der pK_S-Wert bekannt sind. Diese photometrische pH-Bestimmung mit dem Indikator p-Nitrophenol wird anschließend in Versuch 2 zur Messung unbekannter pH-Werte genutzt.

    Welche Aussage zu dem beschriebenen Experiment trifft zu?

    A) Laut der Henderson-Hasselbalch-Gleichung ist der pH-Wert unabhängig von Puffersystemen.
    B) Photometer messen direkt den pH-Wert.
    C) Die Henderson-Hasselbalch-Gleichung trifft nur bei schwachen Basen zu.
    D) Es existieren mindestens zwei Methoden der experimentellen pH-Bestimmung.
    E) Versuch 2 wird u. a. p-Nitrophenolat verwendet.

21. Küvette 4 stellt die Bedingungen im Blut detaillierter dar, da der zusätzliche Effekt der Nicht-Bicarbonat-Puffer (in diesem Fall repräsentiert durch Phosphatpuffer) simuliert wird. Zusätzlich erarbeiten Sie mit Küvette 4 das Prinzip der Astrup-Methode, mit der aus drei pH-Messungen auch eine unbekannte CO_2-Konzentration bestimmt werden kann. Dazu wird die Küvette 4 zunächst mit einem Gasgemisch von unbekanntem CO_2-Gehalt („Patientenprobe") und anschließend mit zwei bekannten Gasgemischen (10 bzw. 5 Vol % CO_2) begast. Nach dreimaliger pH-Messung kann mithilfe eines halblogarithmischen Diagramms dann die unbekannte CO_2-Konzentration abgelesen werden.

    Welche Aussage zu dem beschriebenen Experiment trifft zu?

    A) Die Astrup-Methode dient der Ermittlung von pH-Werten.
    B) Es existieren genau zwei Puffersysteme.
    C) Der Text gibt vor, wie die pH-Werte gemessen werden sollen.
    D) Die Astrup-Methode kommt ohne komplexe Formeln aus.
    E) Der Versuch benötigt insgesamt vier Küvetten.

22. Der Enzyme-Linked-Immunosorbent-Assay (ELISA) ist eine weit verbreitete Methode in der Immunologie und wird in der medizinischen Diagnostik, der Forschung und der biotechnologischen Industrie verwendet, um das Vorhandensein und die Konzentration von spezifischen Antigenen in Proben nachzuweisen. Die Grundlage dieses Assays ist die spezifische Reaktion eines Antigens mit einem Antikörper. Wie aus dem Namen bereits hervorgeht, dient beim ELISA ein Enzym als Marker, außerdem findet die Bindung von Antikörper und Antigen nicht frei in einer Lösung statt, sondern der Antikörper-Antigen-Komplex ist an einer festen Phase, z. B. einer Mikrotiterplatte, fixiert. [...] Mit dem Sandwich-ELISA wird in den meisten Fällen die höchste Sensitivität erzielt. Er erfordert jedoch, dass der Analyt zwei Epitope besitzt, da der Analyt wie in einem Sandwich von zwei Antikörpern gebunden wird. Der erste verbindet das Antigen mit dem Enzym, der zweite den Antikörper-Antigenkomplex mit der Mikrotiterplatte.

    Welche Aussage trifft NICHT zu?

    A) ELISA beruht auf Antikörpern und Antigenen.
    B) ELISA wird v. a. genutzt, um Enzyme nachzuweisen.
    C) Beim Sandwich-ELISA ist nur ein Antikörper mit dem Enzym assoziiert.
    D) Epitope sind am ehesten Antikörper-Bindestellen.
    E) Der Text geht nicht darauf ein, auf welche Weise das Enzym beim ELISA als Marker dient.

23. Bei lipophilen Hormonen verläuft die Signalübertragung über sog. nukleäre Hormonrezeptoren, die im Zytosol und/oder im Zellkern vorkommen. Zu den lipophilen Hormonen zählen Steroidhormone (Glucocorticoide, Mineralocorticoide, Sexualhormone), Vitamin-D-Hormon (Calcitrol), Schilddrüsenhormone (Trijodthyronin: T_3, Thyroxin: T_4) und Eicosanoide (Prostaglandine, Thromboxane, Leukotriene). Sie müssen zum Transport in Blut an unspezifische Transportproteine gebunden werden. Aufgrund ihrer chemischen Eigenschaften können sie Zellmembranen passieren und binden in der Zelle an hochspezifische Hormonrezeptoren. Der entstandene Hormon-Rezeptor-Komplex kann durch Kernimportsequenzen in den Zellkern einwandern, an die DNA binden und als Transkriptionsfaktor wirken. Transkriptionsfaktoren sind Proteine, die die Umsetzung genetischer Information von der DNA in RNA in einem Zellkern eines Eukaryoten reguliert. Transkriptionsfaktoren spielen eine entscheidende Rolle bei der Steuerung der Genexpression, indem sie die Rate, zu der bestimmte Gene in RNA transkribiert werden, erhöhen oder verringern.

    Welche der folgenden Aussagen zu Hormonen lässt sich oder lassen sich aus den Inhalten des Textes ableiten?

    I. Mineralocorticoide sind Steroidhormone und lipophil.
    II. Leukotriene sind Lipide.
    III. Calcitonin kann die Zellmembran passieren.
    IV. Hormone wirken als Transkriptionsfaktoren.

    A) Aussagen II und III.
    B) Nur Aussage I.
    C) Nur Aussage IV.
    D) Aussagen II und IV.
    E) Aussagen I und III.

24. Die Löslichkeit von Salzen in Wasser ist ein grundlegendes Konzept in der Chemie und hat weitreichende Auswirkungen auf viele chemische und biologische Prozesse, einschließlich der Bildung von Mineralablagerungen in Wasserleitungen und der Aufrechterhaltung des Elektrolytgleichgewichts im menschlichen Körper. Die Löslichkeit von Salzen in Wasser wird durch thermodynamische Größen bestimmt: 1. Gitterenergie ΔH_G: Das ist die Energie, die frei wird, wenn sich Ionen zu einem Ionenkristall zusammenlagern. 2. Solvatationsenergie ΔH_{Solv}: Das ist die Energie, die frei wird, wenn sich Lösungsmittelmoleküle an Ionen anlagern. Ist das Lösun gsmittel Wasser, so heißt diese Energie Hydrationsenergie. Die Wassermoleküle bilden eine Hydrathülle um die geladenen Ionen. Die Lösungsenthalpie ΔH_L enthält beide Komponenten und gibt an, wie sich ein Salz beim Lösen verhält: $\Delta H_L = \Delta H_G - |\Delta H_{Solv}|$. Wenn die Gitterenergie sehr hoch ist, so löst sich ein Salz nicht (oder nur dann, wenn das Lösungsmittel erhitzt wird).

Welche Aussage NICHT ist aus dem Text ableitbar?

A) Die Lösungsenthalpie steigt bei sinkender Gitterenergie.
B) Will man ein Ionengitter aufbrechen, ist Energie nötig.
C) Bei hoher Gitterenergie kühlt sich die Lösung beim Lösen ab.
D) Hydratationsenergie ist eine Sonderform der Solvatationsenergie.
E) Lagern sich Ionen zu einem Gitter zusammen wird Energie gebunden.

Übungsset 8

Beantworten Sie die Fragen zu folgenden medizinisch-naturwissenschaftlichen Texten.
(TMS: 60 Min. für 24 Aufgaben, EMS: 50 Min. für 20 Aufgaben)

1. Eine Hypertriglyceridämie ist eine Störung des Fettstoffwechsels, bei der es zu einer pathologischen Erhöhung der Triglyceride im Blut kommt. Beim Erwachsenen liegt hier die Grenze bei einem Triacylglycerid-Spiegel von etwa 180 mg/dl. Primäre Ursachen sind meist genetischer bedingt. Sekundäre bzw. erworbene Ursachen sind mitunter Diabetes, Schilddrüsenunterfunktion, chronischer Alkoholabusus, Adipositas und diverse Nierenerkrankungen. Auch Störungen des Immunsystems und bestimmte Medikamente können zur Krankheit beitragen. Triacylglycerid-Spiegel von über 1000 mg/dl können auch Auslöser einer akuten Pankreatitis sein.

   Welche der folgenden Aussagen lässt sich oder lassen sich aus den Inhalten des Textes ableiten?

   I. Alkoholkonsum kann den Triacylglycerid-Spiegel auf über 180 mg/dl heben.
   II. Es gibt tertiäre Ursachen der Hypertriglyceridämie.
   III. Eine Pankreatitis kann zu Hypertriglyceridämie führen.

   A) Nur Aussage I.
   B) Nur Aussage II.
   C) Nur Aussage III.
   D) Aussagen I und II.
   E) Aussagen II und III.

2. Der Atomkern besteht aus den Nukleonen, d. h. Protonen und Neutronen. Die Zahl der Protonen bestimmt dabei als sog. Ordnungszahl das Element, während die Zahl der Neutronen variieren kann. Atome mit gleicher Protonenzahl (die also zum selben Element gehören), aber unterschiedlich viele Neutronen besitzen, nennt man Isotope (auch: Nuklide). Nicht alle Isotope sind stabil. So ist ^{14}C z. B. radioaktiv, während seine Verwandten ^{12}C und ^{13}C stabil sind. In der Regel gilt, je größer der Protonenüberschuss gegenüber den Neutronen, desto stärker ist der Atomkern positiv geladen. Diese Ladung ist schlecht abgeschirmt und macht das Atom instabil. Der Protonenüberschuss wird in Neutronen umgewandelt, wodurch es zur beta-Strahlung kommt.

   Welche der folgenden Aussagen lässt sich oder lassen sich aus den Inhalten des Textes ableiten?

   I. Elementarer Kohlenstoff liegt nur als ^{12}C oder ^{13}C vor.
   II. Je mehr Protonen, desto radioaktiver der Kohlenstoff.
   III. Jedes Element verfügt auch über radioaktive Isotope.

   A) Keine der Aussagen.
   B) Jede der Aussagen.
   C) Nur Aussage I.
   D) Aussagen I und II.
   E) Aussagen II. und III.

3. Das entscheidende Strukturmerkmal der DNA ist ihre Doppelhelix aus zwei antiparallelen, komplementären Nucleinsäuresträngen. An der Außenseite liegt das DNA-Rückgrat aus Zucker und Phosphatresten, im Inneren der Helix die Basenpaare, bei denen je Adenin und Thymin sowie Cytosin und Guanin miteinander über zwei bzw. drei Wasserstoffbrückenbindungen verknüpft sind. Im vollen Umfang zählt das menschliche Genom $3,2 \times 10^9$ Basenpaare, die jedoch nicht einen einzigen DNA-Doppelstrang bilden, sondern auf 23 Chromosomenpaare aufgeteilt sind. Je zwei Schwesterchromatide sind hierzu am Zentromer verbunden. Unterschieden werden können die Chromosomen hinsichtlich ihrer Länge, der Lage ihres Zentromers (kurze p- und lange q-Arme) und des spezifischen Bandenmusters.

   Welche der folgenden Aussagen lässt sich oder lassen sich aus den Inhalten des Textes ableiten?

   I. Jedes Chromosom besteht aus $^1/_{23} \times 3,2 \times 10^9$ Basenpaaren.
   II. Cytosin und Guanin sind über drei Wasserstoffbrücken miteinander verknüpft.
   III. Beim Bandenmuster der Chromosomen unterscheidet man p- und q-Anteile.
   IV. Das DNA-Rückgrat besteht aus Zucker und Phosphatestern.

   A) Aussagen I und II.
   B) Aussagen II und III.
   C) Nur Aussage IV.
   D) Nur Aussage II.
   E) Aussagen I und IV.

4. Bei der Glykokalyx handelt es sich um eine Schicht aus Zuckermolekülen an der Außenfläche der Zellmembranen eukaryotischer Zellen. Sie sind kovalent an Proteine (Glykoproteine) oder Lipide (Glykolipide) der Doppelmembran gebunden und im Elektronenmikroskop als filziger Saum erkennbar. Die Glykokalyx schützt Zellen vor dem Austrocknen, sie bildet die Grundlage des AB0-Blutgruppen-Systems und besitzt Antigenfunktion. Sie trägt dazu bei, dass Immunzellen effektiv zwischen körpereigenen und körperfremden Organismen/Partikeln unterscheiden können. Durch ihren Kohlehydrat-Anteil ist sie zudem resistent gegen Säuren und lipo-/protolytische Enzyme, die der Zellmembran sonst schaden würden. Aus diesem Grund findet man sie auch in Lysosomen, wo sie die Membran vor der Denaturierung bewahrt.

   Welche Aussage kann aus dem Text abgeleitet werden?

   A) Glykokalyx ist anfällig gegen Säuren.
   B) Ohne Glykokalyx wären Zellen anfälliger ggü. verschiedenen Enzymen.
   C) Bei der Glykokalyx handelt es sich um Glykoproteine.
   D) Glykokalyx besitzt Antikörperfunktion.
   E) Die Glykokalyx ist in die Kernmembran eingelagert.

5. Neben ihren Funktionen als Energiespeicher, Lösungsmittel für bestimmte Vitamine, Ausgangsstoffe für Signalmoleküle etc. spielen Lipide auch eine wichtige Rolle im Aufbau unserer Zellen. Sie bilden gemeinsam mit Proteinen und Zuckern, die an Lipide oder Proteine gebunden sind, die Zellmembran, also die Hülle aller Zellen. Dabei bilden die Membranlipide eine Doppelschicht („Membran-Bilayer") und sorgen so für die Abgrenzung zwischen dem Zellinnenraum, in dem sich die Organellen befinden, und dem extrazellulären Raum. Der Aufbau der Zellmembran schränkt den Stofftransport zwischen Extra- und Intrazellulärraum ein. Während kleine hydrophobe Moleküle und Wasser die Bilayer passieren können, sind hydrophile Substanzen auf Transportsysteme zum Überqueren der Barriere angewiesen.

   Welche der folgenden Aussagen lässt sich oder lassen sich aus den Inhalten des Textes ableiten?

   I. Zellmembranen bestehen nur aus Lipiden.
   II. Bei der Zellmembran weist ein „Layer" in Richtung Zell-Inneres und einer in Richtung Extrazellulärraum.
   III. Transportsysteme bestehen aus Lipiden.
   IV. Lipide dienen auch als Signalmoleküle.

   A) Nur Aussage II.
   B) Aussagen I und III.
   C) Aussagen I, II und III.
   D) Aussagen II und IV.
   E) Jede der Aussagen.

6. E.-coli-Wildtypzellen können sich auf einem Minimalmedium, das ausschließlich anorganische Bestandteile und Zucker enthält, vermehren, da alle weiteren zum Wachstum benötigten Substanzen, wie Aminosäuren, Purine, Pyrimidine und Vitamine von den Zellen selbst synthetisiert werden können. Man spricht auch von Prototrophie. Verliert eine Zelle infolge einer Mutation die Fähigkeit, einen (oder mehrere) dieser Wachstumsstoffe zu synthetisieren, so ist sie auf dem Minimalmedium nicht mehr vermehrungsfähig, es sei denn, der fehlende Stoff wird supplementiert. Zellen mit solchen genetisch bedingten Defekten bezeichnet man als Mangelmutanten oder auxotrophe Mutanten. Sie lassen sich leicht durch Ausstrich auf verschiedenen Voll- und Minimalmedien identifizieren.

   Welche Aussage trifft zu?

   A) E.-coli-Wildtypzellen können Zucker selbst synthetisieren.
   B) Durch Mutation können Bakterien ihre Autotrophie verlieren, sodass gewisse Nährstoffe supplementiert werden müssen.
   C) Auxotrophe Mutanten lassen sich recht leicht von prototrophen Bakterien unterscheiden.
   D) Auxotrophe Mutanten können keine Nährstoffe mehr selbst synthetisieren.
   E) Prototrophe Bakterien wachsen nicht auf Minimalmedien.

7. Verfolgt man das Wachstum eines Organismus in einer Nährlösung, der nach Beimpfung weder neue Nährstoffe zugeführt noch Stoffwechselprodukte entnommen werden (diskontinuierliche = statische Kultur im Gegensatz zur kontinuierlichen Kultur), so sind verschiedene Wachstumsphasen zu unterscheiden. Das Wachstum beginnt mit einer mehr oder weniger ausgeprägten Phase der Verzögerung = Anlaufphase oder lag-Phase. Ihre Länge wird u. a. beeinflusst vom Alter der eingeimpften Zellen (alte Zellen haben eine lange lag-Phase) und von der Beschaffenheit des Milieus (gleiche Zusammensetzung der Nährlosung des Impfmaterials und der zu beimpfenden Nährlösung verkürzen die lag-Phase). Auf die lag-Phase folgt die exponentielle oder log-Phase, in der die Generationszeit g konstant und für die herrschenden Bedingungen am kürzesten ist; die Teilungsrate v ist entsprechend groß.

   Welche Aussage trifft zu?

   A) Wird einer Kultur ein Nährstoff hinzugeführt, bezeichnet man sie als kontinuierlich.
   B) Die erste Phase des Bakterienwachstums bezeichnet man als lag-Phase.
   C) In der lag-Phase ist g konstant.
   D) Eine lange lag-Phase kann auf alte Zellen hindeuten.
   E) In der lag-Phase ist v am größten.

8. Ascorbinsäure (Vitamin C) reagiert sowohl sauer als auch stark reduzierend. Der Gehalt an Ascorbinsäure in Vitamin C-Tabletten lässt sich durch Redox-Titration mit Kaliumiodat-Lösung bestimmen. Bei dieser Titration wird zunächst aus Iodat-Ionen (IO_3^-) und Iodid-Ionen (I^-) elementares Iod (I_2) gebildet (Komproportionierungsreaktion). Das Iod wird im nächsten Schritt von der Ascorbinsäure ($C_6H_8O_6$) zu Iodid reduziert, wobei aus der Ascorbinsäure die Dehydroascorbinsäure ($C_6H_6O_6$) durch Oxidation entsteht. Ist die gesamte Ascorbinsäure umgesetzt, bildet das überschüssige Iod mit der als Indikator zugesetzten Stärke den tiefblau gefärbten Iod-Stärke-Komplex.

   Welche Aussage zu Ascorbinsäure lässt sich aus dem Text ableiten?

   A) In der Komproportionierungsreaktion reagieren Iodid-Ionen (IO_3^-) mit Iodat-Ionen (I^-) zu elementarem Iod.
   B) Dehydroascorbinsäure besitzt zwei Wasserstoffatome (H) weniger als die reguläre Ascorbinsäure und entsteht durch Reaktion mit elementarem Iod.
   C) Stärke wird durch Iod in seiner Molekülstruktur umgewandelt.
   D) Vitamin C reagiert stark sauer.
   E) Stärke bildet mit dem Vitamin C einen Komplex.

9. Die Polymerase-Kettenreaktion (PCR) ermöglicht es, definierte Bereiche einer DNA in vitro zu amplifizieren. Der zu amplifizierende Bereich wird durch zwei Primer (kurze, gegenläufige Oligonukleotide mit Homologie zum linken und rechten Ende der Ziel-DNA) bestimmt. In einem ersten Schritt wird eine komplexe DNA, die die Zielsequenz enthält, bei 94 °C denaturiert. In einem zweiten Schritt wird die Temperatur so weit abgesenkt, dass die Primer an die homologen Bereiche der Zielsequenz hybridisieren (sog. Annealing). Im dritten Schritt wird von einer thermostabilen DNA-Polymerase (Taq-Polymerase) die Zielsequenz synthetisiert, und zwar ausgehend vom linken und rechen Primer (Extension). Die Zielsequenz wird also verdoppelt. Ein solcher Zyklus wird i. d. R. 20–30-mal wiederholt, um den entsprechenden Abschnitt ausreichend zu amplifizieren.

   Bei einer PCR (Polymerase-Kettenreaktion) ...

   A) ... entstehen meist 2^{20} bis 2^{30} DNA-Moleküle.
   B) ... werden zwei identische Primer verwendet.
   C) ... dient die Taq-Polymerase der Anbindung der Primer an die zu amplifizierende DNA.
   D) ... handelt es sich um Behandlungsmöglichkeit für Erbkrankheiten.
   E) ... erfolgt das Annealing bei einer höheren Temperatur als die DNA-Denaturierung.

10. Afferenzen des Kleinhirns enden meist als sog. Moosfasern an den Körnerzellen des Stratum granulosum, die sie durch Ausschüttung des exzitatorischen Transmitters Glutamat erregen. Die Axone der Körnerzellen steigen durch das Stratum purkinjese in das Stratum moleculare und spalten sich dort derart, dass sie annähernd parallel zur Oberfläche des Cerebellums verlaufen (Parallelfasern). In ihrem Verlauf kreuzen die Parallelfasern die Dendritenbäume mehrerer Purkinjezellen und bilden mit ihnen Synapsen. Parallelfasern wirken auf Purkinjezellen über Glutamat erregend. Kollateralen der Parallelfasern gehen zudem mit weiteren Kleinhirnzellen Synapsen ein, den Sternzellen mit Somata im Stratum moleculare, den Korbzellen mit Somata an der Grenze von Stratum moleculare zu Stratum purkinjese sowie den Golgi-Zellen.

    Welche Aussage zum Kleinhirn lässt sich aus dem Text ableiten?

    A) Körnerzellen bilden sog. Moosfasern.
    B) Moosfasern wirken inhibierend.
    C) Parallelfasern werden von Körnerzellen gebildet.
    D) Glutamat ist ein inhibierender Neurotransmitter.
    E) Golgi-Zellen liegen im Stratum purkinjese.

11. Das Fettgewebe der Achselhöhle enthält bis zu 50 Lymphknoten (Nll. axillares), die Lymphe aus dem Arm, der oberen Brustwand einschließlich der Brustdrüse und vom oberen Rücken aufnehmen. Man unterteilt die Lymphknoten in drei „Stockwerke", die sich auf die Lage des Musculus pectoralis minor beziehen und klinisch wichtig sind. In allen drei Levels liegen oberflächliche und tiefe Lymphknoten, die jedoch oft nicht eindeutig zugeordnet werden können. Die apikalen Lymphknoten von Level III erhalten jedoch Lymphe aus allen anderen Lymphknoten-Gruppen und stellen die letzte Station vor dem Truncus subclavius dar, der die Lymphe in den Ductus thoracicus (links) bzw. Ductus lymphaticus dexter (rechts) abgibt. Aufgrund der Brustkrebsgefahr bei Frauen gehört das Abtasten der Lymphknoten zu einer vollständigen klinischen Untersuchung.

    Welche Aussage zu den axillären Lymphknoten trifft zu?

    A) Die Nll. axillares erhalten Lymphe aus der weiblichen Brustdrüse.
    B) Lymphe aus dem linken Arm mündet in den Ductus lymphaticus.
    C) Die apikalen Level-III-Lymphknoten erhalten Lymphe aus dem Truncus subclavius.
    D) Der Ductus thoracicus mündet auf der rechten Körperseite.
    E) Die Nll. axillares liegen im Musculus pectoralis minor.

12. Alle Verfahren zur Quantifizierung von vermehrungsfähigen Mikroorganismen (Lebendkeime) bestehen prinzipiell darin, dass geeignete Verdünnungen der Suspensionen von Mikroorganismen *in* (Gusskultur, Koch'sches Plattengussverfahren) oder *auf* (Oberflächenkultur, Ausplattieren auf der Agaroberfläche) festen Nährböden verteilt werden. Im Idealfall wächst jede der vereinzelten Zellen zu einer klonalen Bakterienkolonie aus. Die Zellzahl kann anschließend durch mikroskopisches Auszählen bestimmt werden (Lebendkeimzahl oder Lebendzellzahl). Die Keimzahl pro ml der ursprünglichen Probe wird dann ermittelt durch Multiplikation der gefundenen Anzahl von Kolonien mit dem Verdünnungsfaktor. Eine Abwandlung zur Detektion geringer Bakterienzahlen in der Praxis (z. B. im Trinkwasser, Badewasser etc.) besteht darin, die Zellen aus den Wasserproben auf Membranfiltern aufzukonzentrieren und die mit Zellen beladenen Filter dann auf einen geeigneten Nährboden aufzulegen.

    Welche Aussage trifft zu?

    A) Auf festen Nährböden vermehren sich Bakterien unbegrenzt.
    B) Das Koch'sche Plattengussverfahren eignet sich auch für sehr kleine Bakterienmengen.
    C) Zur Bestimmung der Zellzahl müssen alle Bakterien auf dem Nährmedium ausgezählt werden.
    D) Eine Suspension ist definiert als eine Verdünnung von Mikroorkanismen.
    E) Lässt man spontane Mutationen außer Acht, handelt es sich bei Bakterienkolonien häufig um genetisch identische Bakterien.

13. Im Rahmen der Konzeption (Befruchtung) verbinden sich Spermium und Oozyte zur Zygote, der befruchteten Eizelle. Kurz vor der Befruchtung verschmelzen an einzelnen Stellen die Zellmembran und die äußere Membran des Akrosoms des Spermiums miteinander. Dabei entstehen Poren, durch die Inhaltstoffe wie u. a. Hyaluronidase aus dem Akrosom austreten können. Diese Hyaluronidase ermöglicht es dem Spermium, die Corona radiata, welche die Eizelle als äußerste Schutzschicht umhüllt, zu durchdringen. Trifft das Spermium nun auf die Zona pellucida der Eizelle, lösen sich Zellmembran und äußere Akrosomenmembran vollständig ab. Das Spermium kann mit der Eizelle fusionieren. Dies initiiert gleichzeitig die Zona-Reaktion. Die Entleerung kortikaler Granula verhindert das Eindringen weiterer Spermien (Polyspermieblock). Es folgt die zweite Reifeteilung der Eizelle.

    Welche Aussage trifft zu?

    A) Die Zona pellucida der Oozyte liegt weiter außen als die Corona radiata.
    B) Die Akrosomen-Reaktion erfolgt nach der Zona-Reaktion.
    C) Eineiige Zwillinge könne trotz funktionierendem Polyspermieblock entstehen.
    D) Es gilt Oozyte = Zygote + Spermium.
    E) Spermien besitzen Hyaluronidase.

14. Im Pufferoptimum besitzt das Puffersystem die maximale Kapazität, um den pH-Wert konstant zu halten, wenn Säuren oder Basen dazugegeben werden. Versetzt man eine schwache Säure mit einer starken Base, z. B. Milchsäure ($CO_3CHOHCOOH$) mit Natronlauge, so entsteht aus der zunächst wenig dissoziierten Milchsäure bei fortschreitender Neutralisation immer mehr $CO_3CHOHCOO^-$ (Lactat). Wenn 50 % der Milchsäure verbraucht sind, liegen äquivalente Mengen von $CO_3CHOHCOOH$ und $CO_3CHOHCOO^-$ vor. Man hat somit einen Puffer. Hier ist der pH-Wert identisch mit dem pK_S-Wert (3,9 für Milchsäure). Mit fortschreitender Zugabe von Natronlauge entstehen immer mehr $CO_3CHOHCOO^-$-Ionen, bis am Äquivalenzpunkt (Milchsäure vollständig neutralisiert) nur noch schwach basisch reagierende $CO_3CHOHCOO^-$-Ionen vorliegen.

    Welche Aussage zu Puffersystemen lässt sich aus dem Text ableiten?

    A) Am Äquivalenzpunkt liegt eine Säure vollständig protoniert vor.
    B) Der pK_S-Wert ist definiert als der pH-Wert, bei dem eine Base zur Hälfte mit der Titrationslösung reagiert hat.
    C) Eine Substanz puffert umso besser, je näher ihr physiologischer pH am pK_S-Wert liegt.
    D) Bei identischen Mengen an Milchsäure und Lactat ist der pH-Wert größer als der pK_S-Wert.
    E) Nicht alle Säuren verfügen über einen pK_S-Wert.

15. Die Frage, ob chemische Reaktionen freiwillig ablaufen, kann mithilfe von Energiebetrachtungen beantwortet werden. Reaktionen, bei denen Energie frei wird ($\Delta G < 0$), laufen freiwillig ab (exergone Reaktion). Im Gegensatz dazu laufen endergone Reaktionen ($\Delta G > 0$) nicht freiwillig ab. Dabei ist die Änderung der freien Energie (Gibbs-Energie) unter Standardbedingungen ($\Delta G°$) nachfolgender Gleichung abhängig von der Änderung der Bindungsstärken (spiegelt sich in der Enthalpie $\Delta H°$ wider) und der Änderung der Entropie $\Delta S°$: $\Delta G° = \Delta H° - T\Delta S°$. Chemische Reaktionen führen oft zu einem Gleichgewicht. Hat sich das Gleichgewicht eingestellt, ändern sich die Konzentrationen der Produkte und Edukte nicht mehr.

    Welche Aussage trifft NICHT zu?

    A) Exergone Reaktionen laufen freiwillig ab.
    B) Die Gibbs-Energie (ΔG) ist bei endergonen Reaktionen größer als bei exergonen Reaktionen.
    C) Für die Bindungsstärke wird im Text kein spezifisches Formelzeichen genannt.
    D) Erreicht eine Reaktion ihr Gleichgewicht, stoppt sie bzw. ist sie beendet.
    E) Eine Änderung der Entropie bedingt bei sonst gleichbleibenden Parametern eine Änderung der freien Energie.

16. Anstatt bei der Vergärung von Glucose Säuren anzuhäufen, wandeln manche Enterobakterien die bei der Gärung als Zwischensubstanz auftretende Brenztraubensäure (dissoziierte Form bei physiologischem pH: Pyruvat) in neutrale Produkte und CO_2 um. Ein solches Neutralprodukt ist das Acetoin (Acetylmethylcabinol), das somit eine Differenzialdiagnose erlaubt. So ist es ein Merkmal für die Unterscheidung der ansonsten ähnlichen Organismen Escherichia coli und Enterobacter aerogenes (z. B. bei Trinkwasseruntersuchungen). Auch bei Milchsäurebakterien und Bacillus-Arten dient der Acetoin-Nachweis als diagnostisches Kriterium. Bei Bacillus wird Acetoin ebenfalls aus Pyruvat (Glykolyse) gebildet, aber auf aerobem Weg. Milchsäurebakterien setzen Zitronensäure (bei physiologischem pH: Citrat) zu Acetoin um. Bei allen drei Gruppen ist die α-Acetolactat-Synthase das Schlüsselenzym der verschiedenen Stoffwechselwege.

    Welche Aussage trifft zu?

    A) Glucose kann zu Acetoin umgewandelt werden.
    B) Escherichia coli und Enterobacter aerogenes verarbeiten Glucose auf sehr ähnliche Art und Weise.
    C) Bacillus subtilis bildet kein Acetoin.
    D) Milchsäurebakterien wandeln Lactat zu Acetoin um.
    E) α-Acetolactase ist ein Schlüsselenzym.

17. Die DNA-Abschnitte an den Enden der Chromosomen nennt man Telomere. Sie bestehen aus sich wiederholenden Basenfolgen und spielen eine wichtige Rolle für die Stabilisierung der DNA. Am Folgestrang im Bereich der Telomere sitzt bei der Replikation ein Primer. Wird dieser entfernt, entsteht ein einzelsträngiger DNA-Überhang, den die DNA-Polymerase nicht zu einem Doppelstrang ergänzen kann, da ihr nun ein freies 3' OH-Ende fehlt. Daher wird dieser Überhang entfernt. Die Folge ist, dass unsere DNA mit jeder Zellteilung ein bisschen kürzer wird. Nach etwa 50 Zellteilungen sind diese Telomere aufgebraucht, und nützliche Sequenzen betroffen, die z. B. zur Synthese von Proteinen benötigt werden. Damit wird die Zelle funktionell beeinträchtigt und stirbt. Das Enzym Telomerase, das aber nur sehr spezielle Zellen besitzen (z. B. Keimbahnzellen, Tumorzellen, Stammzellen), kann diesen Prozess verhindern. Sie wird als reverse Transkriptase aktiv und heftet DNA-Kopien an die Chromosomen an.

Welche der folgenden Aussagen lässt sich oder lassen sich aus den Inhalten des Textes ableiten?

I. DNA-Polymerasen benötigen ein freies 3' OH-Ende zur DNA-Synthese.
II. Zellen sterben unmittelbar nach 50 Zellteilungen ab.
III. Telomerasen vermitteln den Zelltod.
IV. Telomere codieren u. a. für Proteine.

A) Nur Aussage I.
B) Aussagen II und III.
C) Nur Aussage IV.
D) Aussagen I und IV.
E) Keine der Aussagen.

18. Bei der häufigsten angeborenen Stoffwechselstörung, der Phenylketonurie (PKU), liegt eine Mutation im Gen für die sog. Phenylalanin-Hydroxylase vor, was zu einer verminderten Aktivität des Enzyms führt. Die Phenylalanin-Hydroxylase ist für den Abbau der Aminosäure Phenylalanin zuständig. Fällt sie aus, spricht man auch von einer loss-of-function-Mutation. Derartige Mutationen sind fast immer rezessiv und können im heterozygoten Zustand durch Komplementation ausgeglichen werden. Dies bedeutet, dass die Phenylalanin-Hydroxylase vom anderen Allel produziert werden kann, sofern dieses gesund ist. Während unbehandelte Kinder mit zwei mutierten Allelen (homozygot) oft unter einer schweren Beeinträchtigung der Hirnentwicklung mit Epilepsie und geistiger Retardierung leiden, fällt der Defekt im heterozygoten Zustand nicht auf.

Welche der folgenden Aussagen lässt sich oder lassen sich aus den Inhalten des Textes ableiten?

I. Phenylalanin wird durch eine Hydroxylase abgebaut.
II. Der Funktionsausfall der Phenylalanin-Hydroxylase durch PKU kann in den meisten Krankheitsfällen kompensiert werden.
III. Heterozygotie bedeutet hier, dass eines der Allele krankhaft verändert ist, das andere nicht.
IV. Heterozygote Erbkrankheiten sind am ehesten harmloser als homozygote Erbkrankheiten.

A) Aussagen I, II und IV.
B) Aussagen I, II und III.
C) Aussagen II, III und IV.
D) Aussagen I, III und IV.
E) Jede der Aussagen.

19. Der Hippocampus endet in einer tatzenartigen Struktur namens Pes hippocampi. Ihre fingerartigen Erhebungen nennt man Digitationes. Zum Hinterhaupt läuft der Hippocampus als Fimbria hippocampi aus. Hierbei handelt es sich um Fasertrakte, die sich als Fornix in einem Bogen bis zum Corpus mammillare fortsetzen. Betrachtet man den Hippocampus von basal, erkennt man den Gyrus dentatus, dessen Oberfläche Fascia dentata genannt wird. An diese gezahnt aussehende Hirnwindung lagert sich von medial der Gyrus parahippocampalis an. Beide werden durch den Sulcus hippocampi voneinander getrennt. Der Sulcus fimbriodentatus trennt seinerseits Fimbria hippocampi vom Gyrus dentatus. Histologisch ist der Gyrus dentatus erkennbar durch ein breites Band kleiner runder Zellen. Deutlich ist eine Dreischichtung mit Stratum moleculare, Stratum granulosum und Stratum multiforme. Letzteres wird auch als Hilus des Gyrus dentatus bezeichnet.

    Welche Aussage zum Aufbau des Hippocampus trifft NICHT zu?

    A) Der Sulcus fimbriodentatus trennt die Fimbria hippocampi vom Gyrus parahippocampalis.
    B) Der Fornix mündet im Corpus mammillare.
    C) Der Gyrus dentatus weist ein Stratum multiforme auf.
    D) Am Pes hippocampi finden sich sog. Digitationes.
    E) Der Sulcus hippocampi trennt den Gyrus dentatus vom Gyrus parahippocampalis.

20. Prinzipiell können oberflächliche/kortikale von tiefen/subkortikalen Gehirn-Venen unterschieden werden. Die oberflächlichen sammeln das Blut der Hirnrinde und leiten es über Brückenvenen in die benachbarten Hirnsinus. Der genaue Verlauf ist dabei sehr variabel und folgt dem Oberflächenrelief des Kortex. Im Gegensatz dazu leiten die tiefen Venen ihr Blut nicht direkt in das Sinussystem, sondern zuerst in die Vena cerebri magna (Vena Galeni). Von dort fließt es weiter in den Sinus rectus. Der Sinus sagittalis inferior mündet in den Sinus rectus. Dieser fließt mit dem sagittalis superioris zusammen und bildet dabei das Confluens sinuum. Es folgt der Sinus transversus, der Sinus sigmoideus und schließlich die Vena jugularis interna. Folgt man dem Sinus transversus nach vorne, gelangt man über den Sinus petrosus superior zum Sinus cavernosus.

    Welche Aussage zum venösen Blutsystem des Gehirns trifft zu?

    A) Die Vena Galeni enthält Blut der Hirnrinde (Kortex).
    B) Der Sinus cavernosus liegt zwischen Sinus transversus und Sinus petrosus superior.
    C) Das Confluens sinuum erhält Blut direkt aus dem Sinus sagittalis superior und Sinus sagittalis inferior.
    D) Die Vena cerebri magna ist direkt mit dem Sinus sagittalis inferior verbunden.
    E) Kortikale Hirnvenen leiten Blut in die Hirnsinus.

21. Der Nervus radialis entspringt dem Fasciculus posterior, gelangt durch den Trizepsschlitz auf die Dorsalseite des Humerus, um den er sich im Sulcus nervi radialis windet. Vor dem Sulcus gibt er motorische Äste für den Musculus triceps brachii und sensorischen Ast für die Oberarm-Rückseite ab. Ein sensorischer Ast für die Rückseite des Unterarms geht im Sulcus nervi radialis ab. Der Nervus radialis tritt dann von lateral zwischen dem Musculus brachioradialis und Musculus brachialis (Radialis-Tunnel) in die Ellenbeuge ein, wo er sich in je einen Ramus superficialis und profundus teilt. Vor der Teilung entsendet er Muskeläste zum Musculus brachioradialis und zu den Musculi extensores carpi radialis longus und brevis. Der Ramus superficialis läuft mit der Arteria radialis unter dem Musculus brachioradialis, wechselt distal jedoch auf die Dorsalseite der Hand, wo er den ersten Zwischenfingerraum zwischen Daumen und Zeigefinger (Autonomiegebiet) und die Rückseite der radialen 2,5 Finger sensorisch versorgt. Bei proximalen Läsionen des Nervus radialis wie etwa bei einer Oberarmfraktur auf Höhe des Sulcus nervi radialis ist die Streckung des Arms im Ellbogengelenk sowie die Streckung in Hand- und Fingergelenken beeinträchtigt. Man spricht hierbei auch von einer Fallhand. Zudem kommt es zu Sensibilitätsdefiziten in den oben beschriebenen Regionen.

    Welche Aussage zum Verlauf des Nervus radialis trifft zu?

    A) Ein Ramus superficialis des Nervus radialis durchbohrt den Musculus brachioradialis.
    B) Derselbe Nerv entspringt im Funiculus posterior und läuft im Sulcus nervi radialis.
    C) Das Autonomiegebiet des Nervus radialis liegt auf der Ventralseite der Hand.
    D) Der Radialis-Tunnel wird von zwei Musculi gebildet.
    E) Der Nervus radialis besitzt nur motorische Fasern.

22. Das Komplementsystem ist Teil der humoralen, d. h. nicht-zellulären Immunantwort. Es besteht aus ca. 30 verschiedenen Komplementfaktoren. Bei ihnen handelt es sich um Plasmaproteine, die überwiegend von Hepatozyten synthetisiert und freigesetzt werden. Sie zirkulieren zunächst als inaktive Vorstufen im Blut und erfüllen nach Aktivierung v. a. drei wichtige Funktionen: Direkte Abwehr von Erregern durch Bildung eines Membranangriffskomplexes (MAC), Erleichterung der Phagozytose durch Opsonierung und Verstärkung der Entzündungsreaktion durch Chemotaxis sowie Steigerung der Gefäßpermeabilität. Die Aktivierung erfolgt kaskadenartig. Das Komplementsystem kann dabei über vier verschiedene Wege aktiviert werden: den klassischen Weg, den alternativen Weg, den Lektinweg und den CRP-Weg. Trotz unterschiedlicher Aktivierungswege kommt es letztendlich auf allen Wegen zur Bildung einer C3-Konvertase. Die verschiedenen Wege fusionieren in einer gemeinsamen Endstrecke, an deren Ziel das MAC steht. Opsonine entstehen als „Nebenprodukte".

    Welche der folgenden Aussagen lässt sich oder lassen sich aus den Inhalten des Textes ableiten?

    I. „Humoral" ist gleichbedeutend mit „nicht-zellulär".
    II. Leberzellen können Proteine synthetisieren.
    III. Chemotaxis verstärkt die Entzündungsreaktion.
    IV. Der Lektinweg ist einer von vier Aktivierungswegen für Komplementfaktoren.

    A) Aussagen II, III und IV.
    B) Jede der Aussagen.
    C) Aussagen I, II und III.
    D) Aussagen II und III.
    E) Aussagen I, III und IV.

23. Das vorgeburtliche weist gegenüber dem nachgeburtlichen Herzkreislaufsystem markante Unterschiede auf. Während der Fetus über die Mutter mit sauerstoffreichem Blut versorgt wird, kann sich das Kind nach der Geburt durch Atmung selbst mit Sauerstoff versorgen. Über die Vena umbilicalis gelangt das mütterliche Blut von der Plazenta zum Fetus und wird dabei über den Ductus venosus (Arantii) an der Leber vorbei zum Herzen transportiert. Die Vena umbilicalis obliteriert nach der Geburt zum Ligamentum teres hepatis (wird zur Plica umbilicalis medialis), der Ductus venosus zum Ligamentum venosum. Im fetalen Herzen angelangt fließt das Blut anschließend unter Umgehung des Lungenkreislaufs entweder durch das Foramen ovale, das später ebenfalls verschließt, oder über den Truncus pulmonalis durch einen weiteren Kurzschluss, den Ductus arteriosus (Botalli). Zu einem vorzeitigen Verschluss des Ductus arteriosus kann es kommen, wenn die werdende Mutter im dritten Trimenon nichtsteroidale Antiphlogistika (NSAR) wie etwa Aspirin zu sich nimmt. Aus diesem Grund sind NSAR gegen Ende der Schwangerschaft strikt kontraindiziert, sodass bei Schmerzen auf andere Analgetika wie Paracetamol zurückgegriffen werden muss.

    Welche Aussage zur Entwicklung des Herzkreislaufsystems ist aus dem Text ableitbar?

    A) Der Ductus arteriosus (Arantii) stellt eine Umgehung des fetalen Lungenkreislaufs dar.
    B) Der Vorläufer des Ligamentum venosum hat einmal mütterliches Blut geführt.
    C) Die Vena umbilicalis führt erst mütterliches, später fetales Blut.
    D) Das Ligamentum teres hepatis obliteriert zur Plica umbilicalis medialis.
    E) In der Plazenta wird das mütterliche Blut mit Nährstoffen angereichert.

24. Die Ovarien entstehen pränatal in der Genitalleiste; Tuben, Uterus und Vagina entwickeln sich aus dem sog. Müller-Gang. In der 5./6. Embryonalwoche wandern Urkeimzellen in die Genitalleiste ein und siedeln sich in den Keimsträngen (Vorläufer des Follikelepithels) an. In der Genitalleiste findet zunächst eine mitotische Vermehrung der Urkeimzellen sowie eine Differenzierung zu Oogonien (2n, 2C) statt, die sich weiter vermehren und ihre DNA verdoppeln. Nun spricht man von einer primären Oozyte (2n, 4C), die in die erste Reifeteilung der Meiose eintritt und schließlich im Diktyotän verbleibt. Nach der Geburt verbleibt die primäre Oozyte mindestens bis zum Beginn der Geschlechtsreife im Diktyotän. In diesem Stadium erhält jede Oozyte eine eigene Hülle aus flachem, einschichtigem Epithel und wird damit zum Primordialfollikel. Ab der Geschlechtsreife entwickeln sich die Primordialfollikel weiter bis zur befruchtbaren Eizelle.

    Welche Aussage zur Entwicklung der Keimzellen trifft zu?

    A) Tertiäre Oozyte und Primordialfollikel sind Synonyme.
    B) Die Urethra entwickelt sich aus dem Müller-Gang.
    C) Das Diktyotän ist ein Übergangsstadium zwischen primärer und sekundärer Oozyte.
    D) Zu Beginn der Weiterentwicklung der Urkeimzellen verdoppelt sich deren Anzahl.
    E) Primordialfollikel besitzen eine flache Epithelhülle.

KAPITEL

2 Lösungen

Übungsset 1

Übung	Lösung	Übung	Lösung	Übung	Lösung
1	B	9	A	17	C
2	C	10	A	18	E
3	C	11	A	19	C
4	B	12	D	20	C
5	A	13	E	21	B
6	D	14	D	22	B
7	B	15	E	23	A
8	A	16	C	24	D

Übungsset 2

Übung	Lösung	Übung	Lösung	Übung	Lösung
1	C	9	C	17	D
2	D	10	B	18	C
3	C	11	A	19	B
4	B	12	E	20	D
5	A	13	D	21	E
6	D	14	C	22	A
7	B	15	E	23	A
8	D	16	B	24	C

Übungsset 3

Übung	Lösung	Übung	Lösung	Übung	Lösung
1	E	9	C	17	A
2	D	10	C	18	D
3	E	11	A	19	E
4	C	12	C	20	A
5	A	13	B	21	B
6	D	14	A	22	B
7	D	15	A	23	D
8	E	16	C	24	B

Übungsset 4

Übung	Lösung	Übung	Lösung	Übung	Lösung
1	C	9	C	17	E
2	D	10	E	18	C
3	B	11	C	19	E
4	C	12	A	20	C
5	E	13	E	21	E
6	D	14	D	22	C
7	B	15	E	23	C
8	D	16	E	24	B

Übungsset 5

Übung	Lösung	Übung	Lösung	Übung	Lösung
1	B	9	E	17	B
2	E	10	E	18	D
3	B	11	A	19	C
4	A	12	C	20	E
5	B	13	C	21	B
6	B	14	B	22	B
7	D	15	E	23	C
8	A	16	B	24	E

Übungsset 6

Übung	Lösung	Übung	Lösung	Übung	Lösung
1	B	9	C	17	D
2	B	10	C	18	D
3	D	11	C	19	A
4	C	12	B	20	B
5	A	13	C	21	C
6	B	14	D	22	B
7	D	15	B	23	B
8	B	16	B	24	A

Übungsset 7

Übung	Lösung	Übung	Lösung	Übung	Lösung
1	C	9	C	17	E
2	D	10	C	18	B
3	B	11	A	19	E
4	A	12	B	20	D
5	E	13	A	21	D
6	C	14	E	22	B
7	B	15	D	23	B
8	C	16	B	24	A

Übungsset 8

Übung	Lösung	Übung	Lösung	Übung	Lösung
1	A	9	A	17	A
2	A	10	C	18	E
3	D	11	A	19	A
4	B	12	E	20	E
5	A	13	E	21	D
6	C	14	C	22	B
7	D	15	D	23	B
8	B	16	A	24	E

Die „Big Five“ der Vorklinik

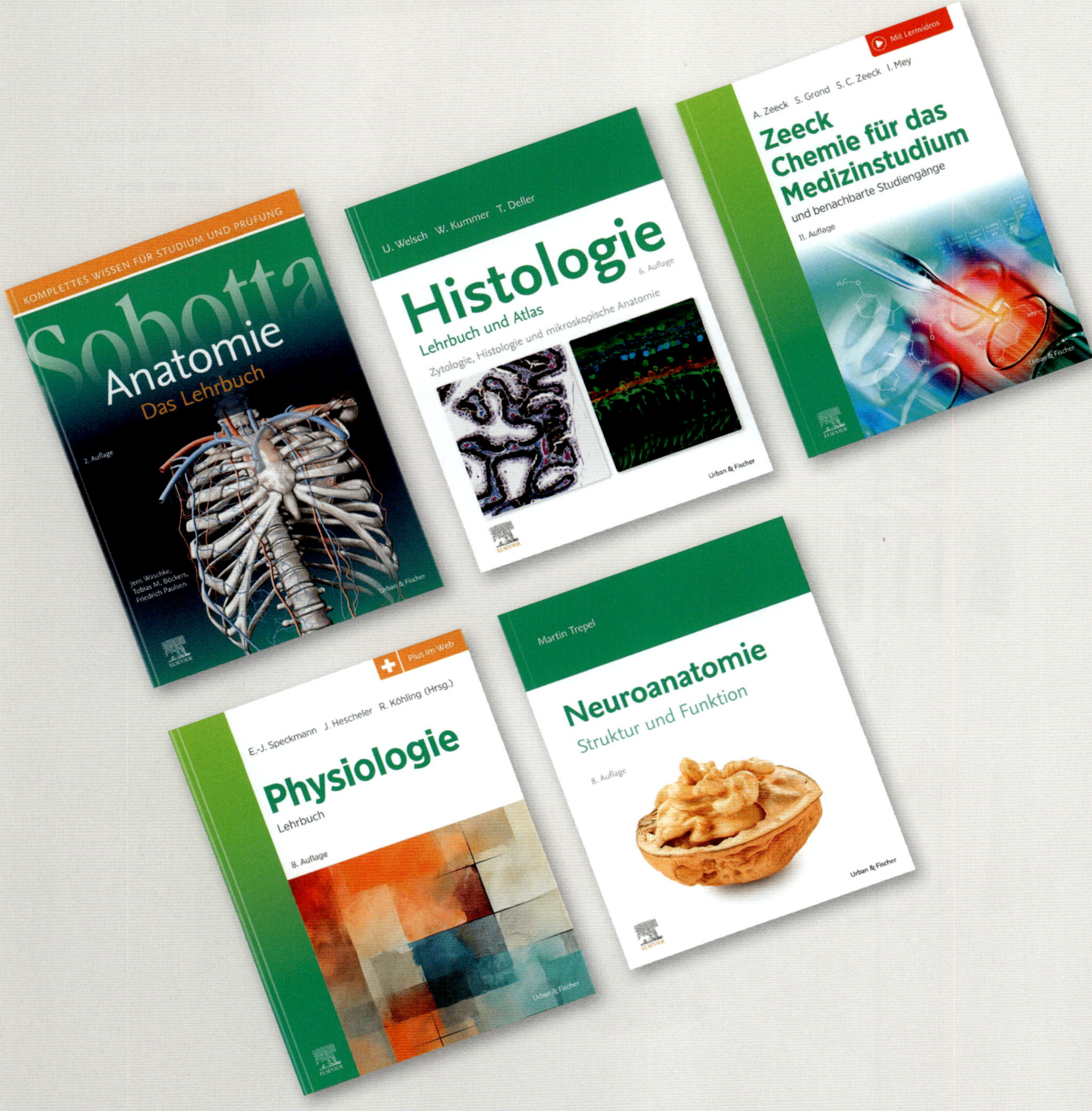

20240429b1 Irrtümer vorbehalten. Stand 05/2024

Melde dich für unseren Newsletter an unter www.elsevier.de/newsletter

ELSEVIER

Diese und viele weitere Titel sowie die aktuellen Preise findest du in deiner Buchhandlung vor Ort und unter **shop.elsevier.de**